20 CASOS DE REGRESSÃO

Mauro Kwitko

20 CASOS DE REGRESSÃO

Histórias reais de pessoas
que recordaram vidas passadas

BesouroLux
EDIÇÕES

7ª edição / Porto Alegre-RS / 2021

Capa: Marco Cena
Revisão: Rosângela Kila e Maitê Cena
Produção: BesouroBox
Editoração eletrônica: Maitê Cena
Assessoramento de edição: André Luis Alt

Dados Internacionais de Catalogação na Publicação (CIP)

K98v   Kwitko, Mauro
          20 casos de regressão : histórias reais de pessoas que recordaram vidas passadas. / Mauro Kwitko. – 7. ed. Porto Alegre: BesouroBox, 2021.
          200 p.; 16 x 23 cm

          ISBN: 978-65-88737-53-8

          1. Espiritismo. 2. Encarnação. 3. Reencarnação. 4. Terapia de regressão. I. Título.

Bibliotecária responsável Kátia Rosi Possobon CRB10/1782

Copyright © Mauro Kwitko, 2021.
7ª edição.

Todos os direitos desta edição reservados à
Edições BesouroBox Ltda.
Rua Brito Peixoto, 224 - CEP: 91030-400
Passo D'Areia - Porto Alegre - RS
Fone: (51) 3337.5620
contato@besourobox.com.br
www.besourobox.com.br

Impresso no Brasil
Outubro de 2021

"Somente aqui no Plano Astral pude reconhecer os elos que faltam a Freud quanto ao sistema de positivação das origens das psicoses e desequilíbrios diversos. Os 'complexos de inferioridade', o 'recalque', as 'emersões do subconsciente', etc., não constituem fatores adquiridos no curto espaço de uma existência terrestre, e sim característicos da personalidade egressa das experiências passadas.

A subconsciência estende-se muito além da zona limitada de tempo em que se move um aparelho físico. Representa a estratificação de todas as lutas com as aquisições mentais e emotivas que lhes foram consequentes, depois da utilização de vários corpos.

Faltam, pois, às teorias de Sigmund Freud e de seus continuadores a noção dos princípios reencarnacionistas. Precisamos divulgar no mundo o conceito da **Personalidade Congênita**, em processo de melhoria gradativa."

Palestra do Dr. Barcelos, psiquiatra desencarnado, na cidade Nosso Lar, em "Obreiros da Vida Eterna", de André Luiz, psicografado por Francisco Cândido Xavier.

NOTA - Antes de começarem os casos, quero explicar que tornei os relatos dos pacientes mais literários. Eles são, na realidade, mais concisos, menos discursivos, mais frequentemente de frases curtas. Então, para fins de literatura, deixei-os mais narrativos e mais fluídos, para que a leitura transcorra mais facilmente. É como se cada regressão se transformasse numa história, mas de maneira nenhuma alterei os relatos. Eles são fiéis ao que os pacientes vivenciaram nas sessões. Também não coloquei minhas intervenções nem meus estímulos para não truncar os relatos.

SUMÁRIO

As lições 9

Uma Visão Ética da Regressão Terapêutica 11

CASO 1
A Tristeza, a Maternidade, a Vaidade 17

CASO 2
A Tristeza, a Melancolia, o Abandono 37

CASO 3
A Raiva, a Mágoa, a Depressão 47

CASO 4
O Isolamento, a Falta de Motivação, a Tristeza 55

CASO 5
A Dependência, a Depressão, a Falta de Confiança 63

CASO 6
A Rejeição, o Abandono, a Autodestruição 69

CASO 7
A Rebeldia, a Agressividade, a Rejeição 75

CASO 8
A Insegurança, o Medo, a Tristeza 85

CASO 9
A Tristeza, a Dependência, a Melancolia 91

CASO 10
A Rejeição, a Insegurança, a Raiva 105

CASO 11
O Isolamento, a Falta de Rumo, a Autorrepressão 111

CASO 12
A Depressão, a Introversão, a Falta de Assertividade 123

CASO 13
A Tensão, a Falta de Confiança, a Mágoa 133

CASO 14
O Medo, a Autorrepressão, a Falta de Objetividade 137

CASO 15
A Tristeza, a Falta de Confiança, a Falta de Rumo 147

CASO 16
A Falta de Confiança, a Baixa Autoestima, a Vitimação 157

CASO 17
A Mágoa, a Tristeza, o Abandono 161

CASO 18
A Instabilidade, a Inconstância, a Agitação 167

CASO 19
A Igualdade, o Poder do Bem, a Força Espiritual 173

CASO 20
A Falta de Rumo, a Introversão, a Falta de Motivação 183

Comentários finais 189

AS LIÇÕES

As regressões[1] nos têm trazido lições que irão, a seu tempo, promover uma enorme expansão dos conceitos psicológicos. As premissas básicas da Psicoterapia Reencarnacionista comprovam-se nos casos de regressão às encarnações passadas. A noção de Personalidade Congênita é totalmente comprovada e isso, depois das descobertas de Freud, é a maior revolução na história da Psicologia, pois se contrapõe à noção da formação da personalidade na infância, um conceito que desconsidera a Reencarnação.

Quando lancei este livro, em 1996, ele iria chamar-se "As lições de 20 Casos de Regressão". As principais lições que as regressões nos trazem são:

1) A Reencarnação é um fato natural, nós não somos um livro em branco ao nascermos, pelo contrário, trazemos conosco uma história muito antiga de vivências e experiências. Somos um Espírito eterno num corpo físico perecível, passando pela Escola terrestre, mais uma vez. Segundo Jung, em Complexo, Arquétipo, Símbolos, pág. 48: "É um grande erro supor que a alma da criança seria uma tábula rasa no sentido de que nada houvesse dentro dela."

---

[1] Atualmente não chamamos mais as recordações de vidas passadas de "Regressão", e sim de "Investigações do Inconsciente", mas estamos mantendo a denominação anterior porque ainda é a mais usual. Na verdade, somos continuadores dos pioneiros que iniciaram essa busca do que se esconde dentro do nosso Inconsciente, só estamos indo mais longe, alcançando as vidas passadas das pessoas, e isso será, em breve, incorporado à Psicologia e à Psiquiatria.

2) A nossa Personalidade não se forma na infância. Ela é congênita, já nasce conosco e é a nossa continuação das últimas encarnações, estando aí embutida a finalidade da vida atual, que é melhorarmos em relação a nós mesmos, ou seja, sairmos daqui melhor do que chegamos. Nós não formamos nossa personalidade na infância, nós aí a revelamos.

3) Os fatos da nossa infância e da vida nos afetam à nossa maneira, ou seja, nós sentimos e reagimos às circunstâncias do nosso jeito, de acordo com a nossa Personalidade Congênita. Por isso, as pessoas reagem de modo diferente às mesmas situações, pois as sentem de maneira diferente. Nas consultas de Psicoterapia Reencarnacionista, ajudamos as pessoas a fazerem uma releitura de sua infância segundo a ótica reencarnacionista e a entenderem os gatilhos e as armadilhas da vida terrena. A nossa infância é estruturada por Deus segundo nosso merecimento e nossa necessidade. Uma família é um agrupamento de Espíritos unidos por laços de divergência ou de afinidade.

4) A finalidade da encarnação é, em convivendo com as imperfeições do Plano Terreno, fazer aflorar as nossas próprias imperfeições e, pela autocura, obtermos uma evolução. Isso é realizado em nossos pensamentos, sentimentos e atos e, desta maneira, iremos elevando a nossa frequência vibratória até que, um dia, consigamos nos desprender da atração da força da gravidade terrestre e continuemos nossa evolução (elevação energética) em outro lugar mais evoluído vibratoriamente.

A Psicoterapia Reencarnacionista vem para trazer ao Plano Terreno uma maneira de tratar as pessoas de maneira semelhante à realizada no Plano Astral, quando revisamos, depois de desencarnados, a nossa trajetória terrestre que findou. Podemos fazer isso aqui, durante a encarnação. Essa é a proposta dessa nova Escola, que se baseia na Personalidade Congênita, na finalidade da encarnação e no seu real aproveitamento. Ela visa ajudar os Espíritos encarnados a evitar padrões negativos, repetitivos de comportamento, encarnação após encarnação. Veio para continuar os trabalhos de pesquisa do Dr. Freud e de Jung quanto ao Inconsciente e afirma-se na Reencarnação.

Uma Visão Ética da Regressão Terapêutica

Quero, primeiramente, falar sobre o aspecto mais importante da Terapia de Regressão: a Ética. Essa terapia lida com o desligamento de uma pessoa de fatos traumáticos do seu passado, geralmente de encarnações anteriores, escondidos no Inconsciente, que ainda estão lhe afetando. Tais fatos trazem os sintomas das fobias, do transtorno de pânico, as depressões refratárias, crenças e ideias estranhas, concepções conflitantes, dores sem solução, etc. Existe a Lei do Esquecimento e ela não pode ser infringida, pois é uma circunstância do Espírito reencarnado que, se reencarnasse sabendo do seu passado, certamente não aguentaria o peso dessa memória, seja em relação ao que lhe foi feito como também ao que fez em outras épocas. Imaginem se soubéssemos quem nós e nossos pais, filhos, demais parentes e conhecidos, fomos e fizemos em encarnações passadas, seria praticamente impossível nossa convivência! E a busca dos resgates e das harmonizações seria muitíssimo prejudicada se não houvesse o Esquecimento. Por isso, quando o Espírito reencarna, vem com o seu passado oculto dentro do Inconsciente. Isso deve ser respeitado, ou seja, vem para não saber quem foi e o que houve no passado.

Mas a Terapia de Regressão é uma técnica criada e incentivada pelo Mundo Espiritual para ser utilizada no Plano Terrestre. É um benefício para o Espírito encarnado, e isso que pode parecer uma contradição, pode ser conciliado, desde que seja observada a ética em relação ao Esquecimento. A regressão deve ser realizada pelo Mentor Espiritual da pessoa e não pelo terapeuta. Essa é a ética da regressão realizada por nós da Associação Brasileira de Psicoterapia Reencarnacionista (www.portalabpr.org), criada em 2004 por um pequeno grupo de terapeutas em Porto Alegre e que vem crescendo, atualmente com Cursos de Formação em 5 estados do Brasil e, em breve, em outros países.

A Terapia de Regressão não deve nunca ser colocada a serviço da curiosidade. Não devemos infringir a Lei do Esquecimento conduzindo a regressão, dirigindo o processo, ajudando a pessoa a saber coisas como "Quem eu fui em outras vidas?", "Quem eu e minha ex-esposa fomos?", "Por que meu filho me odeia?", etc., e sim permitir que o Seu Mentor Espiritual, dentro do seu merecimento e necessidade, lhe mostre e possibilite seu acesso ao que pode ver, ao que merece ver, ao que aguenta ver... No início do meu trabalho como terapeuta de regressão e quando lancei a 1ª edição deste livro, cometia erros éticos que vim corrigindo com o tempo. Naquela época, eu é quem realizava a regressão, estabelecia o que a pessoa devia acessar, dirigia o trabalho, ajudava a pessoa a descobrir o que ela queria saber e até incentivava o reconhecimento de pessoas na vida que estava! Que erro! Ainda bem que Deus é a Compreensão.

Como faço regressão atualmente? Coloco-me como um auxiliar do Mentor Espiritual da pessoa, ajudo a promover um profundo relaxamento de seu corpo físico, incentivo-a a expandir sua Consciência, imaginando que está subindo... crescendo... sem induzir a nada, sem sugerir nada, sem conduzi-lo. Após quinze ou vinte minutos, com a sensação corporal bastante diminuída e a Consciência expandida, o seu Mentor Espiritual pode levá-la a encontrar uma situação traumática do seu passado, em que está sintonizada, como se ainda estivesse lá. A partir daí, o maior cuidado do terapeuta é não atrapalhar quem está verdadeiramente dirigindo a regressão. De vez em quando, se necessário, incentivo-a a continuar me contando o que está acontecendo, para que relembre até o final daquela situação, até o seu desencarne naquela vida. Incentivo-a também a continuar me contando até recordar sua subida para o Astral, até eu perceber que está melhorando, que tudo está passando, até me referir que está sentindo-se bem. Aí vou preparando o final da sessão, digo que pode relaxar, permanecer em silêncio, e vamos encerrando a sessão.

Nunca devemos terminar uma regressão enquanto a pessoa não refere estar sentindo-se muito bem. Onde termina a regressão, fica a sintonia.

No meu início como terapeuta de regressão ainda não estava atento a isso. Eu estava procurando comprovar a Personalidade Congênita. Por isso, neste livro, nas regressões que datam de 1994-1995, algumas vezes, as revivências terminam ao final do trauma e até no meio de um relato... Nas regressões deste livro, quando a pessoa cita o local onde está, o ano, o seu nome, as pessoas que reconhece, é porque eu a incentivei a saber isso. Era curiosidade minha. Hoje em dia, não pergunto mais nada, fico quieto a maior parte do tempo para não atrapalhar o trabalho do Seu Mentor. Durante a regressão, devemos deixar o Mundo Espiritual trabalhar, no máximo dizer "Sim...", "Continue...", "E depois?".

Concordo com algumas pessoas do Movimento Espírita que questionam a Terapia de Regressão, pois, realmente, existem muitos terapeutas realizando regressão sem cuidar com a ética. Eles conduzem o processo, dirigindo a sessão, fazendo com que seu paciente veja coisas que não poderia ver, acessar fatos que não poderia acessar e até reconhecer pessoas com as quais convive hoje. Isso é errado, perigoso e antiético. Eu também já fiz isso, está feito, não faço mais.

A regressão tem uma ação terapêutica potencial que é poder desligar a pessoa de situações traumáticas de uma ou mais encarnações passadas às quais está ligada, como se ainda estivesse lá, mas tudo dentro do seu merecimento. Quem sabe se a pessoa já pode libertar-se de uma situação traumática do seu passado é o seu Mentor Espiritual e não eu. Por isso, não dirijo mais as regressões, apenas auxilio o Mundo Espiritual. Com isso, o trabalho cresceu muito.

E por que não terminamos a regressão logo após o final da situação traumática? Eu percebia, algumas vezes, numa 2ª sessão de regressão, que a pessoa retomava seu relato no ponto em que tinha parado na regressão anterior e eu percebia que ela ainda não estava bem. E isso, mesmo quando já estava desencarnada após a vida referente àquele trauma. Por isso, passei a realizar regressões completas que vão desde a situação traumática até o desencarne. A regressão continua até a pessoa recordar sua subida para o Astral, até referir estar sentindo-se bem e informar que não sente mais aquele medo, aquela raiva, aquele sentimento de rejeição, aquela solidão, a dor da facada, do tiro, etc. (Ponto Ótimo). É uma libertação.

A maioria dos terapeutas de regressão, em todo o mundo, faz com que o seu paciente reviva apenas até o final da situação traumática de uma vida passada, mas isso, na minha opinião, pode ser uma regressão incompleta, pois onde termina a regressão, fica a sintonia, e se ele, após o trauma, ainda não está bem? Regressão é relembrar um momento traumático do passado no qual a pessoa ainda ficou sintonizado. É feita com a intenção de ajudar a pessoa a libertar-se daquela sensação desagradável. Se a pessoa pode rememorar desde o trauma até o momento em que estava sentindo-se bem lá no Astral, por que parar a recordação logo após o trauma? E é fácil fazer isso, é só incentivar a narração da pessoa até seu desencarne naquela vida, pedir-lhe que continue seu relato após sair do corpo, dizendo, por exemplo: "E agora que teu corpo morreu, para onde tu vais?", "Agora que tu és um Espírito... que podes subir... o que acontece?", "Continua me contando...". Não estamos interferindo na regressão nem conduzindo ou direcionando, estamos apenas incentivando o seu relato a prosseguir. Com isso, ficará sintonizado num momento muito melhor do que logo após o trauma, quando, frequentemente, ainda sentia dor, medo, tristeza, solidão, raiva, insegurança, etc.

Estamos seguindo os passos do Dr. Freud que descobriu esse mundo escondido, mas ficou restrito apenas a uma encarnação, que equivocadamente chamam de "a vida". Nós estamos indo Inconsciente adentro! E o que encontramos? A Reencarnação.

A Psicologia e a Psiquiatria oficiais, coerentes com um Consciente Coletivo não-reencarnacionista, determinado pelas concepções das Religiões predominantes no Ocidente, não lidam com a Reencarnação. Assim, não percebem que estão moldadas à crenças religiosas limitadoras. Com isso, criam uma espécie de autoasfixia, pois limitam seus raciocínios diagnósticos e terapêuticos apenas da infância à morte, atendo-se à nossa persona atual. A Psicoterapia Reencarnacionista vem para auxiliar na libertação dessas Instituições oficiais dessa limitação religiosa, propondo uma infinita expansão para o passado e para o futuro. A Reencarnação, até hoje encarada apenas como um conceito religioso, entra agora no set psicoterápico e propõe uma investigação ética do Inconsciente, a ampliação da visão limitada da persona para nossa verdadeira realidade espiritual e a libertação dos psicoterapeutas de arcaicas amarras religiosas.

Aqui no Ocidente, muitas pessoas ainda têm uma dificuldade em aceitar a veracidade da Reencarnação porque a maior parte das religiões por aqui são não-reencarnacionistas. Isso iniciou quando ainda se formatava a Igreja Católica e deveu-se à ação do Imperador Justiniano de conclamar o Concílio de Constantinopla no ano 553 d.C., convidando apenas os bispos não-reencarnacionistas. No evento, decretou que Reencarnação não existe, influenciado por sua esposa Teodora, ex-cortesã, que para libertar-se de seu passado mandou matar antigas colegas e para não sofrer as consequências dessa ordem cruel em uma outra vida como preconiza a lei do Karma, empenhou-se em suprimir a Doutrina da Reencarnação. Esse Concílio não passou de um encontro que excomungou e maldisse a doutrina da preexistência da alma, com protestos do Papa Virgílio, sequestrado e mantido prisioneiro de Justiniano por oito anos por ter-se recusado a participar desse conclave! Dos 165 bispos presentes, 159 eram não-reencarnacionistas e tal fato garantiu a Justiniano os votos de que precisava para decretar que Reencarnação não existe. Assim, a Igreja Católica tornou-se uma igreja não-reencarnacionista e, mais tarde, as suas dissidências também levaram consigo esse dogma. Com o predomínio, no Ocidente, dessas igrejas não-reencarnacionistas, criou-se no Consciente Coletivo ocidental a ideia de que Reencarnação não existe, refletindo-se na formação da Psicologia e da Psiquiatria atuais que também não lidam com a Reencarnação.

A Inquisição já terminou... A Nova Era apresenta-se, vamos nos libertar, com seriedade, com compromisso, com amor, com respeito, com ética. Leiam esses 20 casos e as lições que nos trazem.

1.
A TRISTEZA, A MATERNIDADE, A VAIDADE
D. B., sexo feminino, 28 anos, estudante de Psicologia

Penso em ter um filho, mas quero que ele tenha uma mãe melhor. Estou casada há cinco anos, meu marido é viúvo, tem um filho, o B., e uma filha, a D. Com ambos, eu tenho muitos problemas. O B. tem uma personalidade muito forte. Eu não tenho paciência com ele. A D. me desafia o tempo todo! Tenho tristezas, depressões, perco a vontade de viver. Sinto muito medo do futuro, medo do meu marido morrer. Eu não vivo o presente. Eu vinha bem, mas desde que casei eu me enrolei. Apareceu um egoísmo, uma irritabilidade... Não entendo, amo demais o meu marido, mas algo está errado! Estou sem autoconfiança, com baixa autoestima, sem perseverança. Estou menstruando de dois em dois meses, com muita prisão de ventre, queda de cabelo, estou gorda, cheia de espinhas. Na infância, meu pai me assediou sexualmente, mas nem quero me lembrar disso.

1º SESSÃO DE REGRESSÃO

"Sinto muito calor, é um lugar abafado, é escuro, tem gente gritando. É como se as minhas mãos estivessem amarradas para trás. (angustiada) Parece um navio, são negros, eu também sou, estão nos levando para outro lugar, estou com muito medo, todos estão muito apertados, tenho vinte e poucos anos.

Eu choro muito. Tenho medo, nos pegaram à força; é um tipo de porão, muito calor, muito abafado. Somos de Zâmbia. As pessoas choram, estão desesperadas... Homens mais velhos, mães não sabendo onde estão seus filhos.

Parece que chegamos, mas estamos trancados, não consigo ir em frente. Estamos descendo do navio, nos colocam todos juntos num lugar, estamos esperando, somos todos negros, estamos cansados, fracos, com muito medo.

Agora e mais tarde, me vejo apanhando de um homem grande e alto. Ele é gordo. Estou apanhando no rosto, acho que é o meu orgulho, eu não deixo eles me dominarem, eu respondo para os homens da fazenda.

É em Minas Gerais em 1876. Estou num galpão de palha fechado, todos os negros estão lá, é um lugar abafado, estamos deitados no chão, amontoados, os filhos, os maridos, as crianças. Eu me sinto sozinha, muito triste, muito revoltada, é aqui que nós dormimos. (desalentada)

Eu sou uma mulher, sou muito bonita, chamo a atenção dos homens que trabalham na fazenda, que me obrigam a ir com eles, me levam à força. Ficam dois comigo, um fica cuidando, eu me sinto mal, sinto muito nojo deles. Tenho muito medo, sinto muita raiva deles, se eu pudesse, matava eles! (com ódio)

Tem um rapaz negro que gosta de mim, parece que eu gosto dele, mas não me conformo com essa situação, eu rejeito ele, eu rejeito tudo, sou muito orgulhosa, não aceito nada dessa situação, sou muito infeliz. (triste) Às vezes quero ficar com ele, mas me vem uma revolta, por que sou negra? Eu queria ser branca, morar numa casa, não assim, todo mundo junto, sentindo o cheiro, eu não me conformo com essa situação, falam comigo, eu não quero escutar ninguém, sinto muita raiva! (revoltada)

Acho que esse rapaz que gostava de mim é o meu marido hoje, tem o mesmo jeito de agora, uma pessoa calma, ponderada, que tem muita fé, muita confiança. Às vezes eu tenho raiva desse jeito calmo dele!

As pessoas não gostam de mim, me tornei ruim, alguém que entrega os outros para os brancos, sofrem por minha causa, eu conto o que eles estão falando, os planos, conto para os feitores e então pegam e batem neles. Eu faço só para me divertir, para me vingar, mas claro que os feitores sempre me fazem algum favor, algo de comer, mais folga no trabalho... Os negros me deixam de lado, não falam comigo, só uma senhora velhinha, ela me fala, me diz que isso está errado, que vou me prejudicar, mas eu não quero escutar ninguém! Estou muito revoltada. Essa senhora gosta de mim, é minha única amiga. (triste)

O tempo vai passando e nada muda, as mesmas coisas. Estou ficando mais velha, na mesma senzala, mas sempre sozinha, só que agora os brancos não me querem mais, estou com mais ou menos 65 anos, os cabelos brancos, agora já tenho outras ideias, começo a me arrepender. Tenho medo do futuro, quando eu morrer, o que vai acontecer comigo? Os que prejudiquei e já morreram vão querer se vingar de mim, as pessoas da senzala até me dizem que alguns já estão me prejudicando, estão do meu lado, me perseguindo, fazendo com que eu fique triste.

Eu peço perdão a Deus, que me perdoe, peço luz. Tem muitos negros que são videntes, eles fazem trabalhos de noite, com animais, para os Espíritos, trabalhos com galinhas, eu não gosto disso, tenho medo, fico de longe... Alguns têm raiva, mas as pessoas que comandam os trabalhos não deixam fazer nada de mal para os brancos. Isso me dá raiva, eu acho que devíamos nos vingar deles! Agora eu tenho pena dos negros e raiva dos brancos.

Aquela senhora fala para mim em Espírito, eu enxergo ela, diz que todos são irmãos, os brancos e os negros, somos todos filhos de Deus. Estou ali, separada, com raiva, e essa senhora conversando comigo, querendo que eu entenda. Me sinto muito desanimada, com muito medo, sem esperança, com muita tristeza aqui dentro. (põe a mão no peito)

E eu morri assim, sozinha, dormindo, ali no meu canto. (triste) Parece que fico assim muito tempo, está tudo escuro, não consigo entender bem, sinto muita fraqueza, sem vontade de nada, sem consciência das coisas. Depois de um tempo, vou começando a ficar mais consciente, e aí vem o medo daqueles que eu tinha prejudicado. Escuto choro, tem muita gente chorando, eu não vejo, mas aos poucos começo a enxergar, todos são muito tristes, uns gritam muito, estão desesperados, é escuro, é horrível! (com medo)

Que vontade eu tenho de sair daqui, os gritos me agoniam, todos chorando, só gente sofrendo, gritando, alguns gritam que eles vão chegar, que eles vão voltar! São os Espíritos maus. Eles vêm aterrorizar, riem muito, são magros, altos, têm barba, como quando não faz a barba, uma expressão horrível, feia, de ódio, de ironia, eles têm animais, são cachorros furiosos, pretos, ficam latindo, ameaçando a gente. Uns chegam perto de mim, me dizem: "Aí está a medrosa! Agora tu tem medo, mas antes tu não tinha!" Alguns deles parece que eu conheço, são dos brancos, eles gritam muito, xingam, dizem coisas horríveis, como: "Sua velha porca, agora tu tá velha, agora ninguém te quer mais, nós não vamos te deixar sair daqui!" Também tem os negros, são feios, tem os olhos vermelhos, saltados, eles cospem em mim, têm raiva de mim, eu não consigo ter reação nenhuma. (apática)

Fico um tempão assim, nem sei quanto tempo fiquei ali. Aí um dia lembrei daquela senhora que falava comigo, rezei e pedi para ela me ajudar a sair desse lugar, eu não vejo, mas ouço ela dizer, como se fosse um pensamento: "Procura ficar calma, tu vai ficar aí mais um tempo, mas procura elevar teus pensamentos e perdoa". E o tempo passa, aqueles homens vão e vêm, alguns brancos, outros negros. É muito ruim, muito triste aqui, parece que não tem tempo, só escuridão, só sofrimento.

Mas agora parece que vêm vindo duas pessoas com uma expressão boa, eles têm luz, são dois rapazes. Eles me dão a mão, eu estou numa espécie de lama, tem pessoas que estão dentro da lama, eu estou sentada em cima de uma pedra, tem alguns muito machucados, é horrível aqui!

Eles têm que agir rápido, antes que aqueles venham. As pessoas pedem, gritam, eu não falo nada, não tenho forças, mas quero ir embora daqui, é um horror, as pessoas se empurram para ir primeiro. Os rapazes dizem: "Calma, todos que querem ir, irão, todos serão buscados." Um deles olha para mim e pergunta: "A senhora também quer ir?" Eu só consigo balançar a cabeça que sim. Eles nos botam todos dentro de uma espécie de ônibus, mas não tem rodas, parece um vagão de metrô. Tem motorista, janelas, fazem uma espécie de mentalização e o ônibus sai. É muito rápido, tem um cheiro gostoso ali dentro, já começo a me sentir melhor. Que bom! (suspira)

Abre o portão e o ônibus entra, um portão grande, não sei o que é, parece um hospital. Tem muitas pessoas caminhando no pátio, alguns amparados por enfermeiros, tem um chafariz no meio. Nos levam para uma sala, tomamos banho, parece chuveiro, mas não é uma água, ela não molha, mas nos limpa. Boto uma roupa branca e o chinelo. Vamos dormir para descansar. Ah! Que bom estar numa cama! Tem muitas camas, muitos enfermeiros, pessoas bondosas, sorrindo.

Vem um doutor conversar com a gente, Dr. Marcos. Ele me diz: "Agora procura não pensar mais em nada, descansa primeiro, depois nós vamos conversar, procura se recuperar, ficar alegre, lembra o que aquela senhora dizia?" Aí vem uma moça, me dá um passe, me acalmo.

Eu vou me recuperando, já caminho, já converso com as pessoas. É um lugar bem grande, tem claridade, parece sol que não queima, o ar é perfumado. Tem muita gente trabalhando. Eu descanso, procuro não pensar, mas é difícil, vêm aquelas imagens na cabeça, a minha vida toda, alguns deles ainda me chamam, eu sinto a voz deles, me dá dor na cabeça... Quero descansar primeiro, que Deus me ajude, vou melhorar. Tem enfermeiros, médicos, tem pessoas que limpam, jardineiros, todos aqui trabalham muito.

Já me recuperei bem. Tem uma biblioteca, eu queria ler os livros, tem muitos livros, o Evangelho segundo o Espiritismo, livros de André Luiz. Tem vários livros de escritores famosos, eu queria saber ler e não sei. Ainda sou velhinha, só que agora eu me sinto bem mais forte, essa correria das pessoas trabalhando, é contagiante. Pedi para ajudar em alguma coisa, aí eles me deram um trabalho na limpeza, vou limpar o chão, já me sinto bem mais forte.

Algumas pessoas dizem que posso mudar de aparência física, se quiser, ficar mais jovem, ou assumir a aparência de uma outra encarnação. Eu digo que não, agora gosto de ser negra e de ter o cabelo branco.

Eles dizem que está na hora de mudar de lugar, ir para um lugar maior. Então eu vou com o mesmo ônibus para outro lugar. É uma colônia, tem um educandário, crianças, parece uma cidade agora. Antes era o Hospital São Lucas, essa eles chamam de Colônia da Esperança. Tem casas, tem uma enfermaria, o colégio das crianças, escolas para os mais velhos, tem até uma espécie de Faculdade, cada um estuda uma coisa diferente.

Pode estudar o que quiser, até música, têm várias opções, eu vou aprender a ler. Tem uma moça muito querida que ensina as pessoas a ler, eu vou na aula, estou muito contente de aprender a ler, que bom! E tenho um trabalho também, ajudo a cuidar das crianças na escola, elas me chamam de Tia Maria. Me sinto muito feliz com o estudo e o trabalho, as crianças são como um bálsamo. Me sinto muito bem, muito tranquila. (feliz)

Eu moro numa casa com várias pessoas. Algumas pessoas comem só no começo, depois não se come mais, comem frutas, muitas frutas, pães, sucos, tem árvores de maçã, de laranja, tem umas frutas diferentes que não tem na Terra, umas frutas lindas, viçosas. Depois não precisa comer mais. No começo fazemos xixi e cocô, depois não. Mas é diferente, não tem cheiro.

Passou o tempo, agora eu já sei ler e escrever. Eu li o Evangelho segundo o Espiritismo. Me indicaram livros, alguns do Erico Verissimo, alguns mais complicados que não consegui entender. Peguei um do Tolstoi, eles me dizem: "Maria, esse é muito complicado, pega um mais simples." Tem um livro do Pierre Levy, um autor francês, e outros.

Vêm falar comigo, me dizem que está chegando a hora de reencarnar, que vou ter que voltar, só que eu tenho medo de voltar, dos resgates, não é fácil estar encarnado. Tem instrutores encarregados disso, dizem que tenho que começar a me preparar, fazer um Curso, tenho que começar a pensar nisso. Ah! Eu não queria reencarnar.

Tenho a mesma aparência, mas mais saudável, mais jovial, mais ágil. As pessoas que moram comigo me falam, me explicam que tenho que progredir, que tenho que voltar para evoluir, crescer, me libertar. Então eu vou me preparando para reencarnar. Tem um departamento que ajuda, o Departamento das Provas, eles pegam a minha ficha, começam a olhar, a conversar. Tem arquivos, a ficha vai aonde a gente vai, no Hospital, na Colônia.

Dizem que eu vou reencarnar na Nicarágua. Tenho que passar por coisas que estão ocorrendo lá, guerras, dificuldades, junto com algumas pessoas da fazenda, os feitores, os negros, algumas pessoas da Casa Grande. Tem alguns deles aqui, mas a gente não pode se encontrar. Os Protetores estão preparando todos individualmente.

Estou rezando, pedindo que Deus me ajude nessa vida, que me guie, me proteja. Sinto um frio na barriga, medo do que vai acontecer, medo de errar de novo. Meus pais são ligados àquele passado, os irmãos, uns são amigos, outros não. Os Guias me explicam que vai ser uma jornada muito difícil, vou encontrar muita pobreza, um ambiente de guerras, e eu tenho que procurar me manter calma, não ser orgulhosa, não me revoltar.

Aquela senhora é muito mais evoluída que nós, vai ser minha mãe, vai me ajudar, eu me abraço nela, choro, ela já está encarnada. Ela é meio morena, meio índia, eu me vejo criança, ela cuidando de mim, um fogão de pedra, cuidando dos filhos, sou bem pequena. Ela cuida de nós com muito carinho. É um lugar empoeirado, uma casa pobre, de tijolo. Meu pai é muito bravo, ele era aquele que me batia, ele não tem paciência com as crianças, ele joga, bebe, tem os amigos dele.

Tenho muitos irmãos, tem três meninos que eram lá da senzala, os que não gostavam de mim, os meus maiores inimigos lá. Aqui parece que a gente se dá mais ou menos bem, brigamos de vez em quando. A gente brinca de lata, coisas que a gente inventa, nós não temos brinquedos, a mãe dá risada das nossas brincadeiras.

Vejo a mãe nos escondendo num porão, vai ter tiroteio, ela manda todo mundo ficar quieto. Aí começa o tiroteio, todo mundo começa a chorar, eu me abraço nela, ela diz: "Calma, calma, vai dar tudo certo." Como é bom ser filha dela. Termina o tiroteio, a gente sai e volta para casa. Esse lugar também é muito quente, tem muito sol, tem muita mosca também.

Já estou grande, sou tipo índia, é em 1948. Eu sou mais calma agora, mas às vezes eu brigo com os outros irmãos. A mãe nos acalma muito, o pai é bravo, ele trabalha bastante, ele planta, depois vai vender na cidade. A gente trabalha muito, com os animais, vende as coisas, faz pão. Mais tarde eu namoro e caso, é muito bom, tenho um monte de filhos, alguns são de lá, o marido é aquele que gostava de mim na outra vida e que é meu marido hoje, um dos filhos era filho do dono da fazenda, os outros são conhecidos daquela fazenda, outros de outras vidas.

Tem muitas dificuldades para ter o que comer. Muito trabalho, me sinto tão cansada às vezes, muitas brigas na região, muita confusão. Fico velha, muitos problemas de saúde, muitas dores no corpo, nas juntas, nos joelhos, nas pernas. Sou gordinha, tenho netos, estou muito triste por ter perdido meu marido, ele era uma pessoa muito boa. Mas já não me revoltei tanto, não fui tão orgulhosa, me senti triste muitas vezes, mas estou bem mais realizada agora.

Quando desencarnei, fui bem mais alegre, fui direto para o Hospital, não fiquei no Umbral. (sorrindo) Encontrei o meu marido, a minha mãe, todos contentes que eu tinha conseguido superar as dificuldades, tinha conseguido não odiar aqueles da outra vida. Tinha mais admiração por uns filhos do que por outros, mas amei a todos. Como é boa a sensação da Missão cumprida!"

COMENTÁRIOS

Ela se viu como uma mulher negra, muito bonita, no século XIX que, juntamente com outros, vem da África para Minas Gerais como escrava. Revolta-se com a situação, mas se alia aos brancos em troca de favores, mesmo odiando-os. Com isso, provoca uma reação de seus companheiros de infortúnio, que passam a hostilizá-la e a evitar sua companhia, o que aumenta a sua revolta. A única pessoa que conversa com ela e lhe dá conselhos é uma senhora negra, velhinha, que será sua mãe na próxima encarnação e que é um Ser muito evoluído.

Após desencarnar, devido à sua baixa frequência vibratória, consequência de seus maus atos e de seus pensamentos e sentimentos de raiva, de revolta, de mágoa e de tristeza, ela permanece em sintonia (afinidade vibratória) com alguns negros e brancos desencarnados. Uns são antigos companheiros que a odiavam pelo que ela fez e outros, antigos opressores. A sua descrição do Umbral é uma pálida imagem do verdadeiro horror que é essa zona tão próxima à crosta terrestre, onde permanecem as pessoas que desencarnam com uma frequência tão baixa que não lhes possibilita acessar o Plano Astral, onde estão as colônias, as cidades, os hospitais, as escolas, etc.

Mais tarde, chegam as equipes de resgate que conseguem levar consigo vários sofredores, inclusive ela. A sua descrição do Hospital, dos médicos, enfermeiros, etc., vai repetir-se em vários outros casos de regressão. Mas ela entra em detalhes, ao nos citar livros, autores, alimentação e até a minha constrangedora pergunta sobre as necessidades fisiológicas...

A sua próxima encarnação ocorre na Nicarágua, como filha de um dos brancos da fazenda e daquela senhora negra que lhe dava conselhos. Entre seus irmãos encontram-se antigos amigos e inimigos. Isso nos ajuda a entender por que, em certas famílias, observam-se grandes conflitos entre seus membros, antigos desafetos que estão próximos em busca de harmonização entre eles, e também grandes afinidades.

Posteriormente, ela casa com o mesmo homem que já gostava dela na encarnação passada e que hoje é também o seu marido. Isso é que é persistência. Atualmente ele é viúvo e tem dois filhos do seu casamento anterior que ela ajuda a criar, e veremos na próxima sessão de regressão que essas crianças aparecerão numa outra encarnação, no Marrocos, quando ela é uma das mulheres de um Sultão e o menino B. é seu filho e a menina D., uma das esposas e sua maior rival lá! E agora voltaram todos a se encontrar, numa família, com a mudança apenas das cascas. Nessa época, eu incentivava o reconhecimento nas regressões, por isso ela reconheceu o B. e a D. Hoje em dia, nunca incentivo o reconhecimento, pois, como falei antes, é uma infração gravíssima à Lei do Karma!

Quando ela desencarna nessa vida na Nicarágua, a sua frequência vibratória mais elevada já permite que acesse um Hospital no Plano Astral, sem ficar emaranhada nas ligações energéticas com obsessores do Umbral. Encontra lá o seu pai e sua mãe, que haviam desencarnado antes, e descobre, então, com muita alegria, que nessa encarnação ela conseguiu evoluir em suas metas pré-reencarnatórias, pois não havia se revoltado tanto, não havia sido tão orgulhosa, não havia odiado. E foi muito emocionante ouvi-la afirmar: "Como é boa a sensação da Missão cumprida!"

2ª SESSÃO DE REGRESSÃO

"Um lugar grande, de pedras, no meio de um deserto. Tem um sol forte, é muito bonito, é enorme, como se fosse uma cidade lá dentro. Tem muitas empregadas, muita gente caminhando, eu sou uma das esposas do Sultão, meu nome é Álika, ele é Raja. Eu sou muito bonita, tenho os olhos pretos, grandes, uso o rosto coberto, tenho dezoito anos, ele tem uns trinta anos. Eu me sinto feliz, tenho tudo, tem muita riqueza no castelo, é em Marrocos, 1653.

Tem outras esposas, bem mais velhas, mas ele nem liga para elas, ele gosta mais de mim. Eu danço para ele, aí eu tiro o véu, ele se diverte muito, ri muito. Ele viaja bastante, visita as outras cidades, os amigos, mas eu não saio nunca daqui. Todos os empregados servem as esposas, eu gosto muito de conversar com as pessoas do castelo, eles gostam de mim, as outras esposas não conversam com os empregados.

A minha família, eu não vejo mais. Minha mãe vem de vez em quando me visitar. Ela mora muito longe, leva muito tempo. O Sultão foi um dia passear perto da casa dos meus pais, se apaixonou por mim e me levou. Eu era muito criança, catorze anos, não sabia de nada, fiquei no castelo, ele esperou eu crescer mais.

Gosto de fazer trabalhos com tapetes, quadros de tapetes. As mulheres se reúnem para fazer os trabalhos, aí é muito divertido, falamos de tudo, damos risada. Eu tinha vontade de viajar, conhecer outros lugares, peço para ele me levar junto, ele diz que não, que as viagens são só para os homens. Mas ele procura me agradar, me traz tecidos transparentes, bem leves, roupas lindas, maravilhosas. Quando ele chega é uma festa, parece que eu começo a gostar dele, está com uns quarenta anos.

Tem uma mulher dele que não gosta de mim, tem inveja, porque eu sou mais nova, ele fica mais tempo comigo, ela não conseguiu ter filhos. Eu tenho um filho, um menino, ele é brincalhão, divertido, é muito bom ter ele, me lembra o filho do S., é o B.! O Sultão é o meu pai (atual), aquela mulher dele, a que não gosta de mim, é a D.! Que coisa ...(sorrindo)

Ela ficou com mais inveja ainda depois do menino, começa a querer me prejudicar, principalmente quando ele está viajando. Pediu que alguém colocasse veneno na minha comida, mas eu tenho muitos amigos no castelo, e então eu não comia nada que não era seguro. Contei tudo isso, ele falou, mas ela nega tudo. Ele briga com ela, deixa de lado, mas não pode mandar embora, se divorciar, é contra a lei, ela fica com mais raiva de mim ainda! (orgulhosa)

O Sultão voltou de uma viagem com outra esposa, mais nova. Eu já estou com uns trinta anos, perguntei para ele por que trouxe outra esposa, se não gosta mais de mim, ele diz que é assim mesmo. Eu não gosto disso, não gosto dela, mas é tão criança ainda. No fim acabo me aproximando da menina, tenho um pouco de inveja, mas me sinto quase como sua mãe. Ela é muito bobinha, fica num canto, queria ficar com a mãe, chora muito. Eu fico com muita pena dela, é a minha irmã! (atual) Ela não gosta de sexo, eu tento conversar com ela, que tem que se conformar, é assim mesmo, as mulheres não podem fazer nada.

As mulheres do Sultão brigam pelas joias, cada uma quer uma maior, mais bonita. É um ambiente de muita inveja. Eu também sou assim, a gente chega criança e vai se contaminando com aquilo, até aquela nova também fica assim. O Sultão se diverte com tudo isso, ele e os amigos fazem festas, mulheres lindas, mas as esposas não podem participar. Tem muitas crianças agora, os filhos das esposas, elas não deixam eles brincarem com os filhos dos empregados, não podem se misturar, eu também não deixo.

Eu sou alegre, brincalhona, mas tenho muita inveja das outras esposas, das crianças, todas querem competir, qual é a mais bonita, a mais inteligente. Todas rezam por um filho, as meninas tem má sorte, todas vão ser levadas um dia, ficar com um homem, mesmo que não gostem dele.

A mãe do Sultão mora lá ainda, está bem velhinha, ela conversa com as esposas, dá conselhos. Criou-se um ambiente de muita rivalidade, entre as crianças também, são muitos filhos, muito ciúme, todos querem o lugar do Sultão. Ela fala com cada uma em separado, procura mostrar que a riqueza não vale nada, que devíamos ajudar os empregados, dividir, tratar melhor essas pessoas, com mais humildade. Às vezes eu faço, mas na maioria das vezes, não, as outras não fazem, me dá uma compaixão por eles, mas quando o clima está ruim, todas descontam nos empregados. Eles sofrem muito, decepam dedos, mãos, tem muitos aleijados, eu só tratava com aspereza, nunca cheguei a esse ponto.

O meu filho ficou muito ligado no pai dele e aquela esposa procura me prejudicar de todos os modos. A gente briga muito, muitos gritos, muita confusão. É uma vida muito vazia, não tem o que fazer, muito monótona. No começo, as festas eram boas, agora não tem mais graça, vai cansando. Estou com uns 55 anos. Me magoa muito que o meu filho não conversa muito comigo, ele é um homem egoísta, gosta de se divertir com os pobres, machuca os empregados, humilha. Eu nunca fui de fazer tanto mal como eles fazem, não achava graça nessas coisas. Os filhos homens não conversam muito com as mães, eles viajam, ele não me procura. Eu procuro, mas ele nunca tem tempo, não quer conversar. Não quer saber de esposas, só de festas, prostitutas. (triste)

O Sultão já morreu e os filhos brigam, disputam os bens, os postos, cada um tem um título, é por idade. Depois que o Sultão morreu, eu procurei deixar aquela esposa de lado, já estava bem mais velha, já tinha me prejudicado muito, eu não gostava dela. Ficou isolada, ela tinha uma doença, não lembrava das coisas. Eu tinha muito ódio, não conseguia ter compaixão dela. Depois fiquei também muitos anos sem ânimo, fraca, sem vontade de viver, muito triste, muito sozinha, apesar de tanta gente em volta. Eu não gostava do que os outros faziam, mas não fazia nada para impedir essas coisas contra os menos favorecidos, eu podia fazer alguma coisa, como esposa eu tinha autoridade, mas se eu não fazia o mal, também não fazia o bem... Fui ficando muito triste, apática, muito cansada, com dores, já nem me mexia mais. (triste.)

Agora estou bem velha, com muita mágoa das coisas que eu tinha passado e aquilo vai remoendo na cabeça, no peito. Ficava pensando que podia ter feito tanta coisa diferente, ter lido, estudado, me interessado mais pelas pessoas, sido mais amorosa, mais compreensiva. Podia ter ensinado os filhos das outras, mas não fiz nada disso. Certos dias, eu estava bem e tratava eles bem, outros eu estava mal, não queria ninguém perto. Eu sou muito incoerente nos atos, nas palavras. Passava um tempo bem, depois mudava, ficava mal, de mau humor. Lembrava os dias felizes com o Sultão. Quando ele ia para o meu quarto, ele ficava mais tempo comigo. Eu tinha saudade, se pudesse voltar, teria feito muita coisa diferente, mas agora não adianta mais. (desalentada)

Minha doença foi ficando pior, não fazia mais nada sozinha, já não falava, só o cérebro funcionava. As pessoas em volta falando, eu entendia tudo, mas não podia mais falar. Eles achavam que eu não entendia.

Acho que morri. Está tudo escuro. Estou junto do meu corpo, não quero sair dali, tenho medo de sair de perto. Meu corpo já está enterrado, mas eu tenho medo, é muito confuso. Fiquei muito tempo ali do lado do corpo. Está tudo escuro, tenho muito medo. Começo a escutar vozes e gritos. Alguns que foram empregados do castelo gritam: "Onde estão as tuas joias agora? E as tuas roupas bonitas? Não apodreceram junto com teu corpo? Não estamos no mesmo lugar? De que adiantaram as joias? Onde estão os guardas que te protegem? Aqui tu não tem guardas, aqui somos todos iguais... Isso não te dá medo?".

Então todos iam para o mesmo lugar? Como podia os empregados irem para o mesmo lugar? Eles ficam falando em minha volta, me cercam, riem de mim, eu tenho medo. Dizem: "Sabe que teu filho continua fazendo as mesmas coisas? Ele vai queimar no fogo!". E aí eu choro muito quando lembro dele. Queria poder avisar que depois todos vão para o mesmo lugar, mas como eu posso ajudar? Eles me perguntam: "Tu quer ir lá? A gente te leva." Eu volto para o castelo e vejo que ele continua o mesmo, até pior. Fico em volta dele, tento avisar, mas ele não ouve, não me vê, continua agindo do mesmo jeito. Esses que me levaram lá, ainda dizem para ele: "Faz, faz mais!"

Eles vão embora e me deixam ali. Quanta miséria misturada com tanta riqueza. Uns com tudo de bom e outros sem nada... E eu começo a me sentir do mesmo jeito de quando morri, as dores no corpo, fico paralisada ali, fico bastante tempo. Aí me lembro daquela senhora, a mãe do Sultão, começo a pedir ajuda, que me ajude, que me leve para um lugar melhor. E um dia ela vem em Espírito. Começa a falar comigo, vem com alguns outros. Começam a me ajudar a mexer com os braços, com as pernas, um vai falando e os outros vão me contornando com as mãos, e eu começo a me movimentar. Peço que me levem embora, me tirem dali. Aí cada um me segura num braço e a gente sai voando, o castelo vai ficando pequeno, pequeno e desaparece. (suspira)

Chegamos a um lugar muito bonito, muito claro, um lugar calmo. Aquela senhora diz que eu vou descansar um pouco, depois temos muito o que conversar. De vez em quando, me sinto do mesmo jeito, como se estivesse doente. Eles me dizem que não tenho mais o corpo físico, passam a mão no meu peito, me acalmam, me dão água, dizem que aquela água vai me curar por dentro, estou deitada numa cama. (tranquila)

Algumas daquelas mulheres estão aqui e ainda têm o véu. Muitas não falam, ficam quietas, outras dormem. Aquela que não gostava de mim não está aqui e quando eu penso nela me dá uma dor no peito. Tem pessoas que vêm conversar, que nos ajudam, tem uns que limpam. Tem os médicos, os Missionários. Eles vêm conversar sobre as pessoas, dão notícias de quem a gente quer saber, explicam que devemos perdoar-lhes para que eles se sintam melhor, e para nós também nos sentirmos melhor. Dizem que se nós não perdoamos aos outros, como vamos evoluir?

Um deles me pergunta se eu não quero ajudar aquela senhora que era minha rival e que continua presa lá no castelo, mas dizem que eu procure não me afetar muito com o que enxergar. Então vamos até lá e eu peço perdão a ela, mas ela ainda está muito revoltada. Eu conto como é o lugar onde estou agora, como é bom, mas ela não quer ir, diz que ali é o lugar dela, quer ficar ali, gosta do castelo, ali é a casa dela. Eu digo que não, tento convencê-la, mas a vontade dela deve ser respeitada e os Missionários lhe dizem que quando ela quiser ir, que peça, que eles virão buscá-la. Ela não me perdoou. (triste)

Eu pergunto pelo Sultão e eles me dizem que ele está preso por obsessores, por Espíritos que ele prejudicou. Está num vale escuro, é escravo deles, ele é quem serve agora e só poderá sair de lá se lhes perdoar. Primeiro é o perdão, depois o arrependimento profundo dos males causados, aí então ele poderá sair de lá. Às vezes fico muito agoniada, muito triste, pensando como ajudar essas pessoas, mas eles me dizem que a vontade de cada um deve ser respeitada, que o progresso depende de cada um.

Eu faço longas meditações com alguns amigos sobre a vida; nós debatemos, conversamos, vemos o que pode ser modificado. Eu queria tanto poder ajudar o meu filho... Na verdade, fui uma das culpadas por ele ser como é. Eu devia tê-lo ensinado a respeitar os outros. Ele cresceu num ambiente de rivalidade, de inveja, eu fui responsável, a minha omissão... (triste) Quando o filho é pequeno, a mãe tem que ensinar. Muita coisa pode ser cultivada e eu não fiz isso. O meu filho agora está muito doente e eu peço permissão para ficar com ele, quero ajudar, mas tem muitos Espíritos ruins perto dele, esperando ele morrer. Tem uma desencarnação muito ruim, também é levado para aquele vale. (suspira)

Eu fico muitos anos tentando ajudar os que ficaram no castelo e os que estão no vale. Somos uma equipe de amigos, os Missionários coordenam, no nosso grupo tem alguns dos empregados, alguns daqueles filhos. Lá no vale, ficamos só de longe, os próprios pensamentos deles atrapalham o nosso trabalho. Eles atraem aqueles Espíritos ruins, é uma simbiose entre eles, uns alimentando os outros com seus pensamentos e isso faz uma espécie de rede.

Mas aos poucos, um a um, a gente consegue ir tirando de lá, tentamos nos aproximar. No começo, eles não querem nem ouvir, dizemos que eles devem perdoar e eles não querem perdoar. Quando começam a pensar em perdoar, uma luz começa a brilhar no centro do peito deles; começam a chorar, choram muito, e com isso eles repelem os outros, que não conseguem se aproximar muito deles, e assim a nossa equipe consegue ir tirando um por um. Mas leva muito, muito tempo.

Então começa a se preparar novamente a família para voltar. Eu vou reencarnar na França, porque lá é mais evoluído. Aquele meu filho vai ser meu filho de novo. Aquela mulher vai também, a que era minha inimiga, vai ser uma conhecida, o que é meu marido hoje também vai. Eu vou para ajudar as pessoas contra as injustiças. Vou procurar educar melhor o meu filho, passar coisas boas para ele, ajudá-lo a vencer suas dificuldades, que serão muitas. Ele vem de muitas encarnações assim, ruim, revoltado, isso é dele.

Quem escolheu foram os Guias, a única coisa que eu pedi foi que meu filho fosse meu filho novamente, e foi concedido. Tudo é preparado pelos Guias, pelos Mentores. Tudo vai sendo preparado à medida que as coisas vão acontecendo, dentro da necessidade de cada um. É um arranjo muito perfeito, meus pais vão ser pessoas pobres, eu vou sentir como é ser pobre, como é ser deixado de lado. Eu vou para me testar, para ver se eu aprendi.

Só que eu não aprendi (triste), eu quero ter dinheiro, não me acostumo com a pobreza. Estou numa casa de luxo, muito luxo, é uma casa de companhia, em Lion. Eu sou uma prostituta, Zilá, em 1790. Sou muito voluntariosa, querendo ser a mais bonita de todas, a que todos querem. A dona cobra caro, são muitos quartos, muita gente, só vão homens de muito dinheiro. Tudo é muito sigiloso, ninguém pode contar com quem esteve. Meus pais nem sabem para onde fui, eu fugi. Aqui não se pode ter filhos, eu não vou ter filhos. Mas eu não sou feliz, no começo parece que tudo vai ser bom, a gente vem em busca do dinheiro, mas o dinheiro não resolve nada. Todos sabem quem somos, não se pode sair muito. Os vestidos são grandes, muito bonitos, muito luxo, todas muito bem arrumadas, tem música, uma casa muito movimentada, sempre tem gente entrando e saindo.

As mulheres precisam fazer os abortos, tem uma mulher que vem fazer. A dona não deixa ir embora e obriga a fazer aborto. Estou com 28 anos agora, eu fiz muitos abortos, é muito dolorido, no fundo eu tenho muita vontade de ter um filho, podia ser um só, mas a dona não deixa. Quem quiser ter, tem que ir embora, mas para onde? (angustiada.)

Aquela que era minha inimiga naquela vida também é uma prostituta, tem muita rivalidade entre a maioria das moças. Quando estou dormindo, sonho com um menino que quer nascer. Sinto muita tristeza, muito sofrimento, dele e meu também, encontro com ele, com outras pessoas que ficaram lá naquele lugar bonito, que me ensinavam. Eles tentam me avisar, imploram que eu mude, que retome os objetivos, só que é tarde agora. Eu desencarno num dos abortos, aquela criança ia nascer. Ah, que desespero! Eu grito, vendo meu corpo ali, não acredito no que estou vendo. Eu consegui esconder o que pude, os vestidos eram grandes e largos, ele nasceu vivo, e sobrevive, era o filho que eu queria ter! (sofrendo muito)

Uma das moças fica com ele, era uma amiga minha nessa vida, ela vai embora de lá com a criança. Vai criá-lo como filho dela. Mas ele nasceu com problemas mentais, não se mexe, não tem os braços, mas isso é por ele ter feito tanta maldade, ter mandado cortar os braços de outros. É como se fosse um bicho, muito feio, mas ela cuida bem dele, com muito amor, muito carinho. Todos têm até medo dele, coitado, tão feio, parece um monstro, mas entende tudo o que falam, por dentro ele chora, chora muito. Quando ele dorme, vê pedaços de outras vidas, as maldades que ele fez, as pessoas que sofreram por causa dele. Eu fiquei junto da criança, não subi, e isso piora a situação dele, porque estou muito agoniada, muito triste. Às vezes ele me vê dormindo e às vezes acordado também, ele sabe quem eu sou. (triste.)

Eles vêm falar comigo, mas eu não quero sair dali, quero cuidar dele. Por que eu não fugi daquela casa? Aí eu ia cuidar dele, ele ia nascer assim, eu já sabia, mas ia cuidar dele, com o meu carinho eu ia abrandar o sofrimento dele. Minha amiga não me vê, mas reza por mim. As pessoas da cidade descobrem que ela era uma prostituta e começam a persegui-la, acham que ele é filho dela, que ele é filho do pecado. Ninguém dá trabalho para ela, ninguém ajuda, ela está desesperada.

Então ela vai embora, pega uma carona numa carroça, são camponeses, vão para outra cidade. Ela fica trabalhando na casa, trabalha de cozinheira, é num campo, são pessoas muito bondosas, ela bota a criança na cozinha do lado dela e ele fica ali, quietinho, olhando. Eu não fui junto, aqueles amigos conseguiram me levar de volta. Chego lá muito ruim, ainda sinto as dores, mas aos poucos vou melhorando e novamente tenho que enxergar os erros, as falhas... (suspira.)

Aquela criança agora desencarna e a moça que cuidava dele pede muito para que ele não sofra mais, reza muito, que se existe alguma coisa além, que ajude a criança a ficar bem. E ela é atendida, ele é levado para o hospital e aos poucos vai melhorando. Eu encontro com ele, peço perdão, converso com ele, digo que se for possível, vamos nos reencontrar. Está no Hospital da Luz, no espaço espiritual da França, em cada país tem um espaço espiritual. Ele não vai reencarnar agora, tem que se recuperar, o perispírito dele está muito prejudicado, mas ele vai se recuperar, ele vai com outros Espíritos, nessa encarnação na África. Hoje ele é o B. Minha próxima vida vai ser na África."

COMENTÁRIOS

Nessa encarnação, no Marrocos, no século XVII, ela é uma das esposas do Sultão Raja, que é o seu pai atual e que lhe assediou sexualmente na infância, provavelmente motivado por uma atração inconsciente por ela, a sua esposa daquela vida. Ela vive num castelo, em um ambiente de muita futilidade, rivalidade, sexualidade desregrada, competição e inveja. Tem um filho, o B., que hoje é o filho do seu atual marido, e a sua maior rival lá é a filha dele hoje, a D.. A personalidade de B. hoje ainda é muito forte, como era lá, e por isso as suas dificuldades em lidar com ele, a D. compete com ela o tempo todo, como fazia lá!

Ela tinha uma boa índole, como hoje, mas aquele ambiente fez com que se contaminasse e passasse a agir como as outras esposas do Sultão, disputando seus favores, os vestidos, as joias, etc. Quando ele chega de viagem trazendo uma nova esposa, ela sente muito ciúme, mas acaba por ter pena daquela menina, em quem reconheceu a sua irmã atual.

O seu filho é muito egoísta e cruel com os empregados, mandando decepar dedos e mãos como castigo, o que lhe ocasiona sérias consequências após desencarnar, quando vai para aquele vale no Umbral e em sua próxima encarnação, na França, quando nasce aleijado e com sérios problemas mentais.

Quando ela morre, tem medo de se afastar do corpo físico e permanece ao seu lado até ser acossada por empregados desencarnados, que aproveitam para retribuir-lhe os maus tratos, ofendendo-a, humilhando-a e oferecendo-se para levá-la ao castelo para rever seu filho. Lá ela o encontra cercado por obsessores que o incentivam mentalmente a cometer ainda mais crueldades! Ela quer ajudá-lo, dar conselhos, mas ele não a vê nem a ouve. A mãe do Sultão, desencarnada, com outros Amigos Espirituais, vem resgatá-la, e a levam para um hospital no Plano Astral, em que irá se recuperar. Encontra lá algumas das esposas do Sultão, mas não aquela rival, que permaneceu no castelo. O Sultão, desencarnado, agora vive em um vale escuro, servindo os seus ex-escravos, o mesmo acontecendo com seu filho, ao desencarnar.

É interessante a descrição energética da simbiose entre obsessores e obsediados, que ela refere como uma espécie de rede. Na verdade é isso mesmo o que acontece, por isso muitas vezes a enorme dificuldade em um trabalho de desobsessão, devido à atração com os obsessores que é exercida pelo próprio obsediado! Essa atração geralmente é um sentimento negativo como raiva, desejo de vingança, inveja, ciúme, etc.

Mais tarde, ela se prepara para reencarnar, dessa vez na França, e faz questão que aquele filho seja novamente seu filho. Deseja criá-lo com muito amor, educá-lo, ajudá-lo em sua evolução espiritual, pois ele vem de muitas encarnações prejudicadas por atos cruéis e revolta. Mas o que acontece é muito semelhante ao que ocorre com a maioria das pessoas encarnadas, devido ao "esquecimento" e à manutenção da personalidade: ela se torna uma prostituta em busca de dinheiro, vivendo em um ambiente de futilidade, rivalidade e sexualidade desregrada, muito semelhante ao castelo em que vivia na encarnação anterior. E pior, comete uma série de abortos, evitando assim, sem saber, que nasça aquele filho que ela tanto queria criar.

De noite, durante o sono, projeta-se em Consciência e tem contato com seus Amigos Espirituais, que lhe orientam para que mude de vida e cumpra a sua Missão, mas essas informações permanecem em seu corpo Astral, não se recordando desses encontros ao despertar, quando a Consciência volta para o corpo Físico. Quando ela consegue enganar a dona do bordel e manter uma gravidez até um certo tempo, o seu filho consegue encarnar, mas ela morre no parto. Enxerga seu corpo e o filho, que nasce com problemas mentais e sem os braços, consequência dos seus terríveis atos do passado.

Por fim, ela retorna ao Plano Astral em péssimo estado emocional, necessitando novamente de atendimento em um hospital. Após recuperar-se e avaliar seu grande erro, começa a preparar sua nova encarnação, na África, que ela referiu na 1ª sessão de regressão.

É evidente que muitas pessoas estarão lendo esses relatos como se fosse uma novela, uma obra de ficção. É de lamentar que isso aconteça, pois esse caso é apenas um dentre numerosos semelhantes em que, ao reencarnarmos, esquecemos completamente os objetivos e as finalidades da nossa encarnação, e cometemos os mesmos erros já cometidos anteriormente. Um dos objetivos da Psicoterapia Reencarnacionista é, justamente, procurar ajudar as pessoas encarnadas a aproveitarem a sua encarnação, alcançando a evolução almejada, evitando essa repetição. Claro que nem sempre os fatos e as consequências são tão fortes e dramáticos como aqui, mas a tendência à repetição de um padrão negativo de comportamento e ao erro é extremamente comum, como veremos em todo o livro.

Sugiro a todos que leiam com muita atenção os vários livros espíritas que tratam desse assunto, como, por exemplo, a coleção *Nosso Lar*, de André Luiz, psicografada por Chico Xavier, na qual encontramos a descrição perfeita do Plano Astral, em todos os seus subplanos. É muito conveniente que se saiba exatamente como é "o lado de lá", pois assim aprende-se a viver melhor do lado de cá...

E percebam que nessas últimas encarnações, ela esteve como uma africana, uma nicaraguense, uma marroquina, uma francesa e agora está em uma brasileira. Por isso eu digo que não sou o Mauro Kwitko, não sou brasileiro, não sou branco, não sou homem, etc., são apenas rótulos da minha casca atual. A difusão do conceito reencarnacionista, a seu tempo, acabará com as desigualdades e o racismo em nosso planeta, mantidos pela visão imediatista de nacionalidade, cor da pele, classe social, etc. Como vemos, a noção de Reencarnação pode não ser vista apenas do ponto de vista religioso, e sim, também, com um enfoque psicoterapêutico e sociocultural.

2
A Tristeza, a Melancolia, o Abandono
J.P., sexo masculino, Jornalista

Sinto abandono, tristeza, melancolia. Tenho medo de namorar, medo de assumir emoções. Sou homossexual, vivo só, sempre com um pé atrás, medo de arriscar. A questão do abandono, da perda, é muito forte para mim, tive três relacionamentos sérios, não deram certo, sofri demais, não me permito mais me apaixonar. Eu só trabalho, leio, tenho pouquíssimos amigos. Meu pai sempre foi muito ausente, mora em outra cidade, nunca nos vemos, minha mãe era uma ligação muito forte, morreu de câncer, foi horrível para mim a perda.

1ª SESSÃO DE REGRESSÃO

"Uma mulher de cabelos compridos, moça, perto de uma carruagem, é um tempo antigo, usa uma roupa comprida. Está sozinha, parada, muito assustada, chorando. Não tem ninguém mais ali (chorando), é numa estrada, tem um mato perto. Está encontrando um homem, ele é alto, de uniforme. Ela conhece ele, está assustada e brava, estão falando, ela fala, ele não diz nada, está cobrando alguma coisa dele. Ela chegou perto dele, deu um abraço, mas ele não se mexe. Ela voltou para a carruagem, ele dirige a carruagem, está levando ela. (chorando angustiado)

É um vilarejo, ruas de pedras, Irlanda, 1680. A carruagem para em frente a uma casa, ela entrou, ele foi embora com a carruagem. Ela trabalha ali, Mariane, serve mesas, é uma estalagem, tirou o chapéu, está mexendo nas mesas, mas ainda está vazio, não tem ninguém. Ela está triste, parece que eles brigaram, acho que ele a está abandonando, ela gosta muito dele. (chorando)

Ela tem cabelo castanho, quase vermelho, meio comprido, encaracolado, o nariz fino, a pele bem branca. Está pensando nele, mexe nas mesas, na cadeiras, começa a chegar gente. Sentam nas cadeiras, conversam, pedem coisas, mas ela está brava, as pessoas pegam nela, passam a mão, ela reage. Está muito triste, não tem vontade de fazer mais nada. Tem movimento na rua, cavalos, bandeiras, flâmulas. As pessoas foram embora, ela está lá sozinha, sentada numa mesa de madeira escura, tem uma vela, é de noite. (chorando)

O homem da carruagem voltou, ele é alto, bonito, cabelo preto. Acho que ela pergunta por que ele voltou, ele vai e volta, ela fica brava com isso. Estão conversando, ele abraça ela, beija, estão chorando, serve uma caneca de vinho. Ela está mais feliz agora, estão conversando, sentados, de mãos dadas. Ele vai embora, ela fica ali, pensativa, resignada. (suspira)

É uma cidadela, pequena, de muros altos de pedra, tem florestas em volta, Dublínia. Ela caminha por esses bosques, gosta de colher ervas, flores, usa como tempero na comida. A impressão que tenho é que ela não tem família, não vejo ninguém, só aquele homem. Ela é moça, romântica, melancólica, triste.

Ela está na cozinha agora, é magra, tem mãos delicadas. Tem alguém ajudando ela, uma senhora grande, nariguda, é uma tia dela. Tem uns panelões de ferro, as duas estão cozinhando galinha, usam temperos, ervas. Elas brigam um pouco, mas se dão bem. Aquele homem passou dirigindo uma carruagem, com uma criança, uma menina, é filha dele. A Mariane viu, ficou triste, acho que eles estão terminando o romance, não sei por que, parece que não dá para ser. (triste)

Ela está deitada, foi dormir, de camisola branca, está chorando, se sente só, está cansada, tem 24 anos. Ela é quase ruiva, tem os olhos castanhos, é muito branca, a pele é tão branca que aparecem as veias.

O homem da carruagem vai e volta, ele lembra meu pai quando era moço, sei lá, parece ele, sim. (chorando) As coisas vão fechando, ela com esse homem, que parece meu pai, que também vai e volta, uma ausência, eu vou entendendo. Acho incrível que se repetiu a história, naquela vida, nessa vida, o homem ausente, o pai ausente, aquele pai dela é o meu pai hoje, sim. A minha relação com cozinha, com ervas, temperos, eu também adoro cozinhar, adoro cantinas. A maneira de ser, a tristeza, a solidão, o abandono, é igual. Incrível!

O homem está de novo com ela, estão conversando, isso me incomoda. Fica tolhendo ela, é sempre a mesma coisa. Ela está brigando, mandando embora, gritando com ele! Ele foi embora. (suspira) Ela está muito triste, está cozinhando e chorando. É o pai dela, mas são amantes? Teve um beijo na boca, não sei, acho que ela é filha dele, sim, uma filha bastarda. Tem incesto, estou tentando entender. Aquela senhora sabe de tudo, é parente dele, é muito parecida com uma tia que eu tive aqui, uma prima-irmã do meu pai. O meu pai lá é mesmo o meu pai hoje.

Ela está andando pelas ruas, fala com algumas pessoas, tem muita gente. Tem uns que olham com cara feia para ela, não sei por que acham que ela é puta, mas ela não é. A cidade tem um astral pesado, chove muito, tem vielas, barro. Ela está bem agora, está rindo, caminhando, vai para um campo ali perto, tem um rio, ela está tomando banho no rio, chega o homem de novo. Ela está assustada, sentindo tesão por ele, estão transando, os dois pelados, na beira do rio. Ele tem 42 anos, é pai dela, sim, estão transando, Mark, acho que é esse o nome dele. Eles estão transando ainda. Agora terminou, ele se levantou, ela ficou deitada lá. Ela voltou para o rio, está nadando, é uma felicidade estranha essa. Saiu, foi embora. (suspira)

Aquela mulher está brigando com ela, sabe de tudo. É inverno, está muito frio. Ela é jovem ainda, mas está muito doente, está enrolada num monte de cobertas. Aquela senhora traz uma comida para ela. Ele vai lá de novo, estão conversando, está preocupado com ela. Ela não quer nem olhar para ele, fala com o rosto virado, ele a abraça, está chorando também, não sei se pede desculpas. Agora foi embora de novo e ela ficou ali. (triste)

Agora está mais velha, não se mexe mais, deu algum tipo de distúrbio, está meio paralisada, sentada, na cozinha. Ela é uma senhora agora, a vida dela é horrível, não faz nada, só fica parada, olhando. Tem gente mais moça ali, são duas ajudando, não é aquela senhora, aquela já morreu, o pai dela também já morreu. Ela está meio paralítica, é horrível, parece que desligou. Ela pegou sífilis dele. (chorando)

Agora ela morreu, ali sentada, foi desligando. (chorando, muito triste) Estou flutuando, é leve, muito leve, é como se tudo parasse...Tem umas pessoas sentadas, não são concretas, são pessoas que já morreram. Tem muito azul, muito branco, mas não tem paredes, tem uns de pé, uns sentados, tem nenês, tem mais velhos, tem moços, como se fosse uma grande sala. Tem um pátio, tem pessoas ajudando, esses estão de branco, são muito gentis, eles conversam conosco, perguntam se está tudo bem, mostram para onde ir. Sentamos no chão, mas o chão não existe, não se come, não se bebe, não tem hora, não tem dia, não tem noite, é um lugar suspenso. Falamos sobre as experiências, de onde a gente veio, o que aconteceu, o que fizemos, os nossos erros.

Tem uma senhora falando comigo, passa a mão no meu rosto, não sei quem é, parece alguém conhecido. É a minha mãe! (atual) Que saudade, ela está superbem! (chorando, muito emocionado) Está bem moça, está fazendo carinho no meu rosto (emocionadíssimo!). Diz para eu ter paz, ficar tranquilo, não me preocupar tanto, para eu me ouvir mais. Me diz tantas coisas bonitas, ela me transmite muita paz, muita luz. Agora está indo embora." (suspira)

COMENTÁRIOS

Vemos nessa regressão como o seu modo de ser, de pensar, de sentir, de agir e de reagir é extremamente semelhante ao daquela vida. No século XVII ele já era triste, melancólico, rejeitado e abandônico, e ainda é. Quando mudará? Vamos e voltamos, vamos e voltamos e não mudamos quase nada...

Enquanto naquela vida esse paciente era uma mulher apaixonada por seu pai e sofria muito com isso, sendo de personalidade triste, melancólica e resignada, ao reencarnar traz consigo esse modo congênito de ser, embora não tenha o mesmo tipo de relação com seu pai atual (que é o mesmo daquela encarnação), é homossexual e nunca transou com mulher. E então, quem sabe ainda tem a Mariane dentro de si, em busca do pai? Então quem sabe não é homossexual, ainda "é" a Mariane?

Percebe-se como é difícil mudarmos e melhorarmos em nossas características negativas congênitas e o que se vê, geralmente, é uma repetição, encarnação após encarnação, de uma maneira equivocada de ser, com pouquíssima evolução quanto aos objetivos evolutivos. Mas isso que parece um impasse intransponível, torna-se mais fácil quando descobrimos essa repetição de padrões de conduta através da Regressão Terapêutica e tomamos a firme decisão de mudarmos. Mas mesmo quem não viu essa repetição em regressão, se concordar com essa premissa da Psicoterapia Reencarnacionista, pode raciocinar teoricamente e tomar a decisão de melhorar suas características negativas congênitas, mudar o seu modo de ser, o que não gosta em si, o que o prejudica.

Mas para tanto, não deve culpar ninguém, não deve mais atribuir a origem dos seus problemas à infância, culpar pai e mãe, marido, filhos e interiorizar que reencarnou com essas tendências e deve então se empenhar para evoluir, assumindo essa meta, adultamente.

Nesse caso, percebe-se até gostos semelhantes quanto à cozinha, aos temperos, à frequentar cantinas. Também trabalha muito e sente-se só, com pouquíssimos amigos.

O encontro com sua mãe atual, desencarnada há dez anos, ocorrido durante a sessão de regressão, deveu-se ao fato de que a sua Consciência projetada para seu corpo Astral e, portanto, em sintonia com o Plano Astral, permitiu que fizesse uma "ponte" e, da vivência do período intervidas daquela época, transportou-se para o momento atual, em condições de estabelecer um contato com ela. Foi muito emocionante compartilhar da sua emoção de revê-la e saber que ela está muito bem, remoçada, com saúde perfeita, quando havia desencarnado em péssimas condições, após vários anos de tratamento para câncer.

São muito importantes esses encontros com parentes desencarnados, pois trazem a certeza de que, realmente, não existe uma perda quando alguém "morre", e sim apenas um afastamento temporário. Claro que quando ele desencarnar e encontrar-se com sua mãe no Plano Astral, a sua relação será de ex-filho para ex-mãe, pois esses rótulos eram os dessa encarnação. É muito conveniente que nós vivamos a vida com a perfeita noção da relatividade dos rótulos.

Mas nem sempre, após nos libertarmos do corpo Físico ("morte"), iremos para o mesmo local onde está nosso ex-pai, nossa ex-mãe, nosso ex-marido, nosso ex-filho, etc. São muitas as moradas...

2ª SESSÃO DE REGRESSÃO

"Um jovem, de cabelo preto, de chapéu, parece que usa óculos, com um casaco preto comprido. Está numa biblioteca, ele é judeu, uma cidade antiga. Europa, acho que é a França, não tenho certeza. Ele lê muito, está sempre sozinho, ele pensa muito, estuda muito. Parece que é uma cidade grande, é Paris, já tem automóveis nessa época. Mora numa casa grande com a mãe, o pai, uma governanta. São ricos, é uma casa muito bonita, tem escadarias, luminárias, tapetes. O pai é comerciante, tem uma cara brava, fechada, é muito sisudo, fuma charuto, mas parece um bom homem. Ele é filho único, muito mimado, tem tudo o que quer, o nome é François Chagall ou Francis. Passa muito tempo estudando, é meio reservado, gosta de ficar lendo. Tem uma tensão no ar, uma grande preocupação. Acho que é final da década de trinta.

É uma guerra, eles perderam quase tudo, estão com roupas mais simples. Ele não vai mais naquela biblioteca, fica em casa, lendo escondido, ele adora ler. Mas a casa está muito suja, muito pó, parece que querem fugir. Saem de carro, é no campo, tem uns morros, estão numa estrada, acho que é fronteira, tem um posto policial, é uma barreira, ficam ali parados. Acho que eles querem ir para a Suíça, começa a juntar gente, tem outras famílias também, não sei se foram pegos. (com medo)

São os alemães, foram colocados num trem, botaram uns pijamas neles, vão para um tipo de acampamento, casas grandes, de madeira. São separados, mas o pai e ele ficam juntos, o pai o abraça, sinto muito medo, não se sabe o que vai acontecer. Tem muitos beliches, acho que é um campo de concentração, muita sujeira, fede. Tem muitos soldados, a mãe está lá no pátio, ela está desesperada, não dá para chegar perto! (desesperado) Ela está sendo arrastada, levaram ela e a gente não pode fazer nada... (chorando)

Estamos de novo ali nos beliches, tem muitos homens, uns estão mal, eu e o pai ficamos juntos, temos medo de nos separar. Agora nos soltaram no pátio, mandaram a gente correr, começaram a atirar na gente! (desespero) Vão nos matar! "Corre, corre!" Ai! Me acertaram nas costas! (chorando desesperado, com muito medo) Não vejo mais nada. (acalma-se)

Estou flutuando, em cima, me vendo lá no chão, estou meio perdido. Tem uma luz muito branca, muito intensa, vejo algumas pessoas, estão paradas, parece que estão de branco, mas não é uma coisa material. Tem um senhor de barba, é grisalho. Olha para mim, põe a mão na minha cabeça, boto a cabeça no colo dele, está me fazendo carinho. Parece que está me consolando, diz para eu ter calma, para não me assustar. Ele é diferente dos outros, é mais iluminado, os outros são mais jovens, é São... São... São Pedro! (dá um grito, em êxtase, levanta da cama!) Não pode ser! (rindo) Um santo! Ele é super gentil, carinhoso, está me acolhendo. Que coisa louca... Ele é muito querido, está fazendo uma brincadeira comigo. Me faz carinho nas costas, na cabeça, como é que pode? (rindo e chorando)

Tudo é meio suspenso, tem outras pessoas, tem muita gente. Parece um campo, mas não tem chão, tem umas pessoas sentadas, umas caminhando. É grande, não tem paredes, é um azul profundo, muito luminoso. Vejo uma casa branca, um jardim, tem sol, grama, árvores, estou sentado numa grama, eu acho, sou muito parecido como sou hoje, mas mais magro, estou deitado, descansando. Estou flutuando, estou vendo, passando, sou o François, a Mariane... Continuo flutuando.

Sou eu, acho que voltei. (chorando muito emocionado) Estou na barriga da minha mãe, é muito pegajoso, tem um coração batendo. (sorrindo) Eu vejo minha mãe falando sobre mim, o nosso filho, ela diz, com muito amor. (chorando) Eles ficam em volta de mim, meu pai é bem moço, numa sala do apartamento. Eles falam em comprar móveis, já tem um berço, acho que recém se mudaram para ali. Eu vejo a mãe barriguda, comigo dentro, o pai falando com ela, mas eu estou fora, é estranho.

É o mesmo apartamento. (chorando muito emocionado) Estão conversando, abraçados, o pai bem jovem, passa a mão na barriga dela, ela também é bem jovem. Acho que tenho que entrar, acho que vou nascer! Tem muita luz (chorando muito emocionado), é muito rápido! Saí para fora, nasci!"

COMENTÁRIOS

Observamos como a personalidade do François, no século XX, é parecida com a de Mariane, no século XVII; era sensível, reservado, gostava de ficar só, lia muito. Como morreu muito cedo, não nos foi possível saber como ele reagiria às questões afetivas e sentimentais, mas provavelmente, seria do mesmo modo como reagia naquela encarnação na Irlanda: com tristeza, melancolia e abandono, pois essa era sua maneira congênita de reagir e que ainda se observa hoje, na atual encarnação, em sua nova "casca".

Esse paciente teve a oportunidade de encontrar-se com São Pedro, que provavelmente é seu Mentor Espiritual.

Outra constatação importante é da perfeita noção que temos dos nossos pais e do ambiente da casa, quando ainda estamos dentro do útero, formando nosso novo corpo físico, nosso veículo encarnatório atual. E fica fácil perceber, então, como certos relacionamentos difíceis, conflituados, entre pais e filhos, cármicos de outras encarnações ou não, podem ser melhor entendidos com base em uma análise das ações, pensamentos e sentimentos dos pais em relação àquele filho que está chegando. Outros relatos no livro confirmam a capacidade do "nenê" de sair de dentro do corpo da mãe, projetado em Consciência, e perambular pela casa, percebendo o que está acontecendo, o que estão pensando e sentindo a seu respeito.

É enorme a responsabilidade dos pais e dos demais familiares quanto a isso! Muitos pais que se queixam do distanciamento de um certo filho, de uma mágoa da parte dele "sem motivo", podem com essas constatações entender o que gerou esse conflito, quando isso não vem, claro, de mais tempo... Os terapeutas precisam saber que isso ocorre para poderem entender melhor os processos psicopatológicos de seus pacientes magoados, ressentidos, depressivos, inseguros, raivosos, "sem causa" ou por fatos não tão graves da sua infância. Mas e os fatos da fase intrauterina? E de antes?

É enorme a responsabilidade dos pais sobre os seus atos, pensamentos e sentimentos em relação ao Espírito reencarnante que está formando seu atual corpo Físico dentro do útero materno. Imaginem os casos de rejeição da gravidez, tentativas de abortamento, situações de conflito entre os pais, etc., o quanto podem repercutir sobre o ser que se encontra apenas aparentemente escondido e resguardado. Também já observei casos de nenês, dentro do útero, perceberem em seu pai ou sua mãe, ou um irmão, antigos desafetos e não quererem nascer, quererem sair dali, completamente esquecidos de seus objetivos pré-reencarnatórios! Já ouvi relatos de sentarem, virar de costas e até de autoabortarem-se...

E se sabemos que todas essas informações permanecerão inconscientes naquele ser reencarnante, pode-se imaginar que, quem sabe, o desencadeamento dos distúrbios psicóticos e até o autismo podem ter aí a sua explicação? A psicose como uma perpetuação de um estado infantil ou a fixação em uma vida passada e o autismo como uma recusa em relacionar-se, em abrir-se, consequência de traumas seríssimos muito antigos? Mas sempre dentro do raciocínio da continuação, pois é necessário um substrato anterior muito forte de rejeição, de medo, de rebeldia, de autodestrutividade, de insegurança, de abandono, para que os fatos traumáticos durante a fase intrauterina ou na infância, gerem quadros psicopatológicos tão severos. Se não houver essas tendências anteriores, formar-se-ão apenas as neuroses.

A nova Psiquiatria reencarnacionista irá saber tratar adequadamente esses casos. E o Dr. Freud que se encontra ainda desencarnado, está feliz *porque com a Psicoterapia Reencarnacionista e a Regressão Terapêutica surge uma maneira mais ampla de investigar o Inconsciente. É uma visão transpessoal muito mais profunda, capaz de explicar as depressões, as fobias, o pânico, a tendência de magoar-se, sentir-se rejeitado, a sensação de abandono, de solidão, etc.*

3
A RAIVA, A MÁGOA, A DEPRESSÃO
M. V., sexo feminino, Comerciante

Tenho muita angústia, uma tendência depressiva, sou muito agressiva, revoltada, brigona, nem eu me aguento! Faço escândalos! Tenho uma irritação enorme, uma mágoa profunda com minha infância, meu pai sempre foi muito omisso, nunca nos demos bem, sempre me senti rejeitada por ele. Vou da euforia para a depressão, me acho o máximo ou uma merda. Já tentei suicídio. Não tenho persistência nos estudos, no trabalho, desisto facilmente.

1ª SESSÃO DE REGRESSÃO

"Um tipo de castelo, num morro, é de tardezinha. Uma mulher, meio ruiva, com uma criança pequena. Uma porta redonda, muitas correntes, tem gente lá dentro, um tumulto, muita gente pobre, como se fosse um povoado. Eu me sinto essa ruiva com a criança no colo. Sou muito agressiva, enérgica, brava, irritada, até no jeito de pegar a criança no colo, estou andando de um lado para o outro.

Tem um homem que se chama Raul, estou discutindo com ele, sou muito ciumenta, ele está calmo. Eu quero sair dali, ele não quer, parece uma invasão e eu não quero ir sozinha, mas eu vou com meu filho. (chorando) Eu saio correndo, ele vai até um pedaço e para. Alguma coisa ia acontecer naquele lugar, tenho medo de ficar lá. O nome do meu filho é Tomás.

Eu encontro um senhor de idade, de barba, ele usa chapéu. Eu estou bem mal vestida, de avental. Acho que ele é um soldado, tem um chapéu redondo, uma bata azul com dois "X" na frente. Agora vêm muitos soldados, é uma época medieval, Europa norte. Estou parada, falando com esses homens, tem um caolho, eles me levam de cavalo, meu filho vai no meu colo. Vai acontecer alguma coisa, pegaram meu filho! Eu perdi meu filho! Um deles levou, pegou de mim, me deixou na estrada. (chorando)

Agora me vejo com umas margaridas na cabeça, uma roupa bonita, leve, sou a mesma mulher, mas bem mais jovem, agora é bem mais menina, foi antes do filho, tenho quinze anos. Ela era bem rica, é naquele tipo de castelo, só que foi antes, é do meu pai, ele é bom, agora mataram ele, está morto. (chorando) Foi esse Raul. Eu era feliz, e o meu filho é com ele, eu não sabia que tinha sido ele. A gente vivia bem, eu estava grávida, eu fugi porque ele matou meu pai. Tudo ficou horrível, eu de vestido de trapo, o cabelo sujo, antes aqui era tudo bonito, agora parece que o pessoal do povoado invade.

Quando roubaram meu filho, passou um e me matou com a lança. Estou sentada, chorando, sinto muita tristeza, eu estou ali, eu morri, mas continuo ali, vejo tudo o que eu tinha vivido. Eu vejo o meu corpo, sou eu mesma, mas agora uso uns panos brancos, tem duas pessoas de mãos dadas comigo, estão me tranquilizando. Parece que a gente pisa no ar, vamos subindo, tem um lago, uma ponte, meu pai está numa mesa comprida, ele levanta e me abraça, a minha mãe também está ali, com uma bata branca. Aquele filho me odeia, ele já está grande, ele não gosta de mim, disseram mentiras de mim para ele, quanta mentira e ele acreditou. Estou sofrendo tanto com tudo isso, eu não queria me separar dele. (angustiada)

Agora é outra vida. Eu sou um homem ruim, ruim, ruim, que bebe, que mata. Eu saio batendo em todo mundo, chutando crianças, os bichos, eu é que pareço um bicho... Tenho muita raiva, vontade de fazer mal para as pessoas. Uma taberna escura, só tem homens mal-encarados, está passando uma moça, eu puxo, ela não quer saber dele, ele empurra, ela cai, bate a cabeça. Ele nem tem pena, continua bebendo. Está envelhecendo, está velho, sozinho. Morre de velho, bebendo, podre, morreu e continua ruim, debocha dos outros, é um lugar nojento, parece um pântano. O tempo vai passando, ele está encolhendo, vai ficando em posição fetal, encolhendo, encolhendo...

Parece que veio um raio e me vejo, me sinto numa barriga. É um menino que nasceu, não sou eu hoje. Uma choupana de palha, humilde, um casal bem feliz, uma criança bem amada. A casa pegou fogo. (assustada) Caiu o lampião, foi um acidente. Eu estava no mato, a minha mãe morreu, o pai está ferido. Eu sou filho único. Agora estou maior, numa escola, o pai está velho, doente, eu cuido dele.

Agora parece no Oriente, uns cavalos estranhos, homens vestidos de preto, com turbante, com facões. Estou com eles, são tipo árabes, num deserto. Estou levando uma caixa, tenho que entregar para uma moça, muito bonita, são umas joias que estou levando, entreguei, saí. Agora estou fugindo, é uma caixa que não querem que eu entregue, são muitos homens, me mataram, fui atingido em cima do umbigo, sangue, empurraram meu corpo. Só vejo areia em volta.

Mudou de novo, sou uma mulher doente, um aspecto velho, sofrido, parece que estão tirando sangue de mim. É um hospital antigo, 1858, parece interior do Brasil. Somos muito humildes, eu vou sempre fazer tratamento nesse hospital, tenho um problema na perna direita, uns buracos. Sou uma velha tão feia, meu marido está ali na porta me esperando, é o meu pai! (atual) Ele não está nem aí para mim... Eu me incomodei muito, me traía com muitas mulheres, até com minha irmã ele me traiu. Ele não presta, nem tenho mais mágoa, antes eu gostava muito dele, fiquei velha muito rápido, se eu morrer, ele até se alivia. Sou muito rabugenta, ele é indiferente. A minha irmã é a minha irmã mesmo. (atual)

Estou na cama rezando, com um rosário, e morro. Vai um padre lá me benzer, meu marido está bem faceiro, mas eu nem tenho raiva dele. Eu ainda estou presa no corpo, ali deitada, agora me vejo na cozinha, tem uma mulher bonita ali, uma loirinha, que ele levou. Ele me paga, vou incomodar tanto! (sorrindo) Estou com raiva, mas não consigo fazer nada, ele até impotente está, umas mulheres com idade para serem netas dele... Eu estou ali naquela casa, não saio dali. Um dia bateram na porta, era uma moça, me chamou: "Helga, vamos, Helga!" Eu saio com ela, conversamos bastante lá fora, ela quer que eu vá embora com ela, eu digo que só depois que ele morrer. Agora eu vejo ele morrer, agora eu vou.

Parece um colégio, estamos todos sentados, escutando um homem com uma batina branca, falando da natureza, a transformação das coisas, ele tem um vocabulário tão difícil, o que a gente planta, o que colhe. Ele faz um tipo de mágica, coloca umas sementes, vira uma planta... Eu estou inquieta. Ele diz que a gente tem que aprender ali. Sai ele, entra outro, a gente tem que ficar ali, como se fosse um colégio interno. É um lugar amplo, as pessoas são quietas, ninguém é de muita conversa, todos têm uma mágoa, uma tristeza. Ele é tipo um psicólogo, Geraldo. No grupo dele todos são sorridentes, alegres, são tão bons com a gente.

Estou aprendendo a me desligar daquela vida anterior, foi tanta dor, mas eu estou crescendo. Dizem que estou melhor, estou mais feliz, tem um tipo de trabalho manual, eu faço bordado. Não sinto mais dor, é como uma clínica, tem umas peças com camas, colchões, a gente dorme, cochila, tem uma mesa com bancos, tem algumas pessoas ali sentadas, cada um faz uma coisa.

Eles estão me chamando, o seu Geraldo vem me dizer que querem falar comigo, as crianças doentes, eu tenho que ajudar, fazer curativos, fazer carinho. Meu trabalho é dar amor, eu gosto disso, por mim ficava sempre ali. Sou quieta, calma, uma pessoa tranquila, aquilo me preenche tanto, me faz tão feliz.

Vieram me buscar, eu vou com eles, descem uma escada comigo, vejo pessoas muito mal, sofridas, que têm dor, com raiva, não tem assassinos, só sofredores, gente negativa, pessimista. O seu Geraldo vai na frente, caminha ali no meio deles, tenta ajudar, eles olham torto para ele, eles têm que querer, ele tem uma tranquilidade para lidar com eles... Vejo o meu marido, ele está ali! (surpresa) Está sofrendo, coitado, o seu Geraldo quer que eu ajude ele, mas eu consigo ter amor por todos, menos por ele, ainda estou curando a mágoa, não consigo, mas o meu desafio é esse. Estou sofrendo muito por não estar pronta para ajudar ele como um irmão, ele está ali, agora que estou bem, eu devia ajudá-lo, mas não consigo! (decepcionada)"

RECONSULTA

"É incrível como estou me sentindo outra pessoa! Agora que sei quem nós fomos antes, não tenho mais raiva do meu pai e quando vou deitar à noite, eu perdoo ele, mando muita luz, muita paz. Tenho muita pena dele, coitado, tomara que ele consiga se libertar do materialismo, da riqueza. Estou calma, paciente, não tenho mais depressões nem angústia. Agora eu entendo porque vim filha dele, eu não consegui ajudá-lo lá em cima, tenho que ajudar agora.

Estou comendo menos carne, mais verduras, comendo mais devagar. Eu não conseguia ficar sozinha, era dependente das amigas, senão entrava em depressão, agora eu leio um bom livro, acendo um incenso, ouço música. Comecei a ler O Nosso Lar, do André Luiz, acho que era lá que estava antes de reencarnar."

2ª SESSÃO DE REGRESSÃO

"Uma porta, com correntes grossas, uma escada, estou entrando ali, tem alguém comigo, é um homem de barba, com um caneco de cerveja. Tem muita gente, é escuro ali dentro, é úmido, eu atendo nesse tipo de bar, no balcão, meu nome é Sara. Tem alguém sentado ali comigo. Parece o R. (ex-marido atual) É mais ou menos 1500, é na Dinamarca ou Escócia, um nome com Bom não sei o quê, é bem antigo. Ele está com medo, fugindo de alguma coisa, tenho pena, quero ajudar. Ele é meu irmão mais novo, tenho um sentimento bem maternal por ele. Dou um jeito dele passar a noite ali, ninguém pode saber que ele está lá, eu levo comida lá embaixo.

Na infância, nossos pais morreram, éramos muito pobres, fomos separados. Eu acabei indo trabalhar naquele bar, ele ficou na rua, roubou para comer, foi preso, mas conseguiu escapar. Nosso pai era alcoólatra, batia na mãe, em mim, tentou me estuprar, meu irmão era pequeno, é o R. sim, atirou um lampião nele, ele espancou todos nós, matou minha mãe e depois se matou. (triste)

A gente está sentado nesse porão conversando, tem sacos de batata, de farinha, ele vai passar a noite. Ninguém pode saber que ele está aqui, quer que eu procure a namorada dele, quer fugir com ela, eu ajudo ele, me agradece tanto.

Eu tenho uns trinta anos, não tenho muita perspectiva, quem vai querer me levar, casar comigo, os homens que vão ali? Minha vida é ficar ali, dou um pouco de dinheiro que tenho, um saquinho de moedas. (resignada)

Agora estou vendo mais tarde, ele foi trabalhar numa espécie de moinho, eu fui para lá, cuidar dos filhos dele. Tem uma peste, a mulher dele morre, coitada, eu morro também. (triste)

Estou num campo com capim alto, verde, é perto do moinho, estou caminhando ali, eu morri e saí caminhando. Eu morri bem, assimilei bem essa minha morte, estou com uma bata branca. Tem várias crianças brincando de roda comigo, é um amor tão grande que sinto por eles. Eles usam um tipo de jalecozinho com botõezinhos, está um pouco frio, são crianças que também morreram daquela peste, mas estão bem agora. Tem pessoas embaixo de uma árvore, tipo professores, sentados em círculo conversando. São pessoas mais sábias, acompanhando, olhando, ajudando, dando uma palavra amiga. É um grupo de seis ou sete, saem dois, três, voltam, conversam. Eles visitam, descem, tentam ajudar, voltam, são Mensageiros. Eles ficam ali, vão para outros Planos, mas sempre tem dois, três, permanentes ali.

Tem um sobrinho meu que também morreu dessa peste, ele está ali. Tu te sente tão em paz, uma vontade tão grande de fazer o bem, é como se tivesse uma luz entrando e saindo de ti, te desliga completamente de qualquer outro tipo de sensação. (muito calma)

Tem um tipo de ponte, um riacho, a gente passa por ali, é recebido por todos. Algumas pessoas vêm como dormindo, caminhando como sonâmbulos, uns vêm deitados, a gente fica energizando eles. Como é bom estar ali, se as pessoas soubessem, se tentassem viver bem aqui, se soubessem realmente como é depois... Mas nem todos que morreram estão ali, eu não tive ódio, tem que manter o coração em harmonia e aí vai estar bem depois.

Eu sei que vou ter que descer de novo. Entendo que tenho que ir. Um dia eu volto, tenho que aprender algumas coisas, depois eu volto. A gente tem que vir para ajudar e para se ajudar, tudo é lição. A Terra não é o lugar de ninguém. Estão conversando comigo antes de eu encarnar de novo, estão me dizendo como é que funciona. Eu começo a entender tanta coisa... São palavras de conforto, tu consegue entender tudo, tem muitos grupos de pessoas ali. Todo mundo de bem com a vida, a gente se abraça, é tão bom. (muito feliz)

Estou dormindo. A gente é avisado, dorme antes de reencarnar, se prepara para aquilo. É como uma viagem, não se tem muita noção de tempo, não precisa nem falar, é em pensamento, sente quando chegou a hora, eu sinto que tenho que reencarnar. Eu me sinto um pouco mais moça, mais disposta, mais bonita. É uma outra ponte, tem aquela que chega e outra que sai, a gente entra ali, cada um tem uma passagem, tem uma luz intensa, parece que se perde a forma, como se virasse só uma parcela, uma coisa mínima, como se fosse um pontinho.

Eu sou um menino, Josef, correndo. Tenho um ano e meio, dois anos. Está brincando, um chão batido, uma terra vermelha, a mãe dele está brincando junto, eu só brinco e corro. Meu pai é moreno, alto, magro, sério, me pega no colo. Estou maior, eu cuido de plantas, é uma floricultura, uma estufa, estou ali aprendendo a cuidar também. É nos Estados Unidos ou Inglaterra, em 1783, Campweel, uma coisa assim... Uma cidade bem pequena, pacata, não tem nada de muito importante, de interessante, para fazer. Eu trabalho com plantas, nessa vida fui para estudar as plantas, me especializei nisso. Saí de casa com 22, 23 anos, para outro país, bem longe, para conhecer, estudar mais. Fiquei solteiro, um pesquisador, não teve nada de muito importante nessa vida."

COMENTÁRIOS

Cada encarnação é mais uma tentativa de evoluir, seguindo um impulso natural de crescimento que se observa em todos os seres vivos, em todo o Universo. Ela hoje entende que o seu pai é o seu pai desta encarnação apenas, um rótulo, pois na outra foi seu marido, um outro rótulo, e que necessita ajudá-lo, que ela reencarnou também para isso. Embora ele, por sua postura equivocada, materialista, não o permita facilmente. O simples fato dela não mais lhe enviar energias negativas sob a forma de mágoa e raiva, pelo contrário, enviando-lhe agora energias positivas, de paz e de luz, já está cumprindo em parte o que se propôs antes de reencarnar.

Ele ainda não, mas é importante ficar bem entendido que numa tentativa de harmonização, quando uma das partes não se propõe a isso, a outra parte deve cumprir sua tarefa, pois isso será de seu benefício. E, com o tempo, pela mudança da emissão mental, a outra pessoa, gradativamente, começará a mudar também. Muitas pessoas afirmam que não buscam mais se harmonizar com algum desafeto porque já tentou, mas a pessoa não quer, não aceita. Recomendo que continue tentando, nem que seja em seus pensamentos e sentimentos, pois, pelo menos, estará fazendo a sua parte.

É importante ressaltar que, antes dessas regressões, ela nunca havia lido nenhum livro espírita, pelo contrário, me dizia que sua irmã era Espírita, ela não. Mas as suas descrições do Plano Astral, do hospital, provavelmente no Nosso Lar, são impressionantes! O Geraldo deve estar muito satisfeito com o progresso de sua pupila, e por ela ter, finalmente, encontrado seu caminho nessa encarnação. Quando ela desencarnar, certamente ele estará lá, esperando-a, para conversarem sobre suas novas experiências, seus progressos, a não ser que ele já tenha partido para algum lugar ainda mais evoluído ou esteja aqui reencarnado, para o seu autoaprimoramento ou em Missão.

Após a regressão e as lições que tirou dela, provavelmente ela retornará ao Plano Astral realizada, cumpridora de seus objetivos pré-reencarnatórios e não fracassada, amargurada e doente, corroída pela mágoa e pela raiva, advinda da ignorância desses conhecimentos, o que causa comumente erros e enganos terríveis.

4
O Isolamento, a Falta de Motivação, a Tristeza
M.J.P., 74 anos, sexo feminino, Professora aposentada.

Eu tenho muito desânimo, postergo tudo, me sinto muito sozinha, sem motivação, não tenho o que fazer, uma vontade de ir para outro lugar, me espiritualizar. Tenho desmaios. Eu trabalhava dois turnos, minha vida era apenas trabalhar, vivia com minha mãe, ela estudava e lia muito sobre espiritualidade, Teosofia e me ensinava tudo. Quando ela faleceu há trinta anos, chorei, chorei, me tranquei em casa, me fechei para as pessoas, para o mundo. Fiquei chata, fechada em casa, ainda moro no mesmo prédio e não conheço ninguém. Espero encontrar um Mestre que tenha paciência comigo, que me oriente, que me ensine a amar as pessoas, a servir, estou fechada, me acho muito egoísta. Quando criança, eu não saía, ficava sozinha com minha avó, sentada no chão, em posição de lótus, eu era sempre muito quieta, no colégio, na rua, em casa. Tenho muita tristeza dentro de mim, parece que eu não consigo amar ninguém, nem a vida.

SESSÃO DE REGRESSÃO

"Me vejo pequena, de uniforme, indo para a escola. Eu não gosto, tenho medo, sou uma criança parada. Estou na sala de aula, eu queria ter liberdade. Agora estou em casa, na mesa, a mãe, o pai, todos os irmãos, o cachorrinho do lado, uma mulher preta, gorda, servindo. Tem que ficar em silêncio, não pode falar, o pai não gosta de conversa. (triste)

É dia do meu aniversário, estou fazendo doze anos. Eu sinto muita tristeza, é de tarde, na frente de casa, está todo mundo rindo, brincando. Eu tenho vontade de morrer, estou num canto, parada, olhando, viver para quê? Agora chegou meu padrinho, ele me abraça, me traz presentes, eu queria que meu pai fosse assim, ele não é carinhoso, sempre diz: "Vai com a tua mãe!".

Agora estou na casa da tia, tenho uns três ou quatro anos, tem um primo do meu tamanho, o E.. Ele está sempre agarrado na minha mãe e eu fico doente de ciúmes. Me tomaram a única coisa que eu tinha, o colo dela, ninguém me ama! O E. tomou conta, eu não ia implorar. Não sou muito carinhosa, tenho medo de chegar nas pessoas. (fraca)

Estou com dois meses, bem enfeitada, vão me levar no médico, o Dr. A.. Estou toda inchada, meus sapatos não entram, doente da bexiga. Minha mãe está afobada, muito preocupada, meu pai eu não vejo, está viajando, ele está sempre viajando. Desde que nasci, eu só durmo, durmo... Me sinto muito só nesse berço, é frio, estou muito enrolada, tem muita coberta, me sinto presa, não consigo me mexer.

Agora estou na barriga da minha mãe, ela fez "Ah!" quando soube que estava grávida, não me sinto muito bem, não sei por quê. Agora já tenho que nascer, mas eu não quero nascer, é frio lá fora, tem uma luzinha, assim a minha cabeça não vai, eu viro a cabeça e passo, vem vindo um homem de azul marinho, de gravata, ele fala com minha mãe. Já estou do lado de fora, é muito frio, tenho medo do frio, da solidão, tenho medo, medo, medo.

Agora é outro lugar, tem alguns empregados, acho que são escravos, perto de mim, que me cuidam. Tenho um ano e meio, sou uma menina. É uma fazenda, tem muita gente. Minha avó está na cozinha, meu avô chegou, me chama de Gigi, meu pai está fora, minha mãe está ali com as irmãs dela, eu sou muito agarrada com um preto, eu gosto dele, ele é meu amigo.

Tem uma sala grande, um piano, um fogão, mas não tem ninguém em casa. Estou só e está frio. Tem um quarto, é dos meus avós, eles saíram, na frente é o meu quarto. Tenho dezenove anos, sou mulher, está muito frio, tem um quarto, eu não quero entrar ali, eu morri ali, de tuberculose, com 18 anos. Não tem ninguém, me sinto muito só, triste, abandonada, sozinha. Tem um vento frio.

Me vejo com cinco ou seis anos, correndo na rua, muito sol. Tem uma mulher negra, gorda, no fogão. Minha mãe foi ao dentista, o meu nome é Juvelina. Acho que é aqui no Brasil, no interior, meu pai foi trabalhar, minha mãe é boa, ela gosta de ler, é meio gorda, clara.

Agora me vejo como um espadachim, tenho 22 anos, sou um homem, em 1523. Somos três pessoas, um deles é a minha irmã (atual), estamos conversando embaixo de uma árvore, vamos para um tipo de quartel, uma disputa de esgrima, cortei a perna de um deles, do joelho para baixo, é o que é minha irmã agora. Era numa briga, estou muito triste por ter feito isto com um amigo, eu sofro muito. Aí vamos para uma guerra santa, de padre, eu morro nessa guerra, estou no chão, me vejo caído ao lado do cavalo, vou para dentro de uma igreja rezar. Estou lá dentro, ajoelhado. (triste)

Uma montanha de neve, estamos subindo, de bastão, tem um mosteiro, estou enrolado numa capa, sou um monge. Minha mãe (atual) está ali, vai um Mestre na frente, todo de branco e dourado, vamos subindo. Chegamos num lugar de dois andares, é muito frio, tomamos sopa, tem disciplina, reza, meditação. Eu gosto.

Agora vejo uma luz branca, como uma cortina de luz, estou de pé, é uma escada branca, cheia de flores, tem um corrimão. Estou subindo, no degrau 33 tem uma porta marrom fechada, tem uma ânfora embaixo. Vejo um chão de mármore, parece um estilo grego antigo, vem um Mestre todo de branco, passou um perfume nas minhas mãos e me disse que é para eu só fazer o bem na minha vida. Está me dando muitos conselhos, tem um brilhante na sobrancelha, é um Maytreia. Ele diz: "Deixa o passado e usa as mãos, deixa o amor chegar, te abre para o amor." Ele usa um turbante de lado, branco. Diz que devo aprender a acariciar, a amar, que devo me abrir, servir às pessoas. Ele está me dizendo tantas coisas bonitas, eu entendo que preciso ter mais alegria, senão, como vou amar as pessoas? Isso me deixa triste, porque eu sinto tanta tristeza, uma indiferença, parece que eu gosto de ficar sozinha...

O Mestre que eu sempre quis encontrar, agora encontrei. Eu senti Maytreia, não sei quem é, mas ele me disse o que eu devo fazer, o que eu devo mudar em mim. Mas será que vou conseguir?"

RECONSULTA

"Meu coração abriu. Pela primeira vez na minha vida estou sentindo amor, estou numa bem-aventurança, estou leve. Quando saí para a rua, depois daquela regressão, senti como se do meu peito saísse um jato de luz, como se fosse um cone de luz. Parece que o Mestre abriu meu peito e eu amava todas as pessoas, eu amava tudo! Parecia que eu não tinha os pés, parecia que flutuava, e passei todo esse tempo assim. Comecei a mentalizar aquele Mestre e pedir que ele me mostrasse quem ele era, e um dia fui numa banca de revistas em frente a minha casa, folheava as revistas e o homem da banca me perguntou o que eu queria, tive vergonha de dizer. De repente ele me chamou, com uma revista na mão, e me disse que achava que daquela eu iria gostar. O título da revista era "Maytreia".

Me sinto leve, estou muito bem. Aquela tristeza passou, tudo passou. Não sinto mais nada de ruim, estou ótima. Agora eu aprendi a amar!"

COMENTÁRIOS

Esse caso é muito bonito. A paciente na primeira consulta me referia um desejo de encontrar um Mestre que a orientasse, que lhe dissesse o que devia fazer e mudar em seu modo de ser. Esse Mestre, um Maytreia, estava ao seu lado há muito tempo, mas ela não conseguia acessá-lo por sua baixa frequência, consequência de seus pensamentos e sentimentos negativos, principalmente a introversão, a tristeza e a mágoa.

Esses Seres superiores caracterizam-se por terem uma frequência vibratória muito elevada. Por isso, só podemos entrar em contato com eles elevando a nossa própria frequência. Isso só é possível com alegria, com motivação, com entusiasmo, com trabalho, com doação e nunca com tristeza, com mágoa, com introversão, com resignação. Esse contato poderia ter acontecido antes nessa encarnação, mas ela necessitou do relaxamento profundo e da projeção da sua Consciência para obter essa sintonia.

Muitas pessoas dizem que gostariam de evoluir espiritualmente, de trabalhar na caridade, ajudar os outros, mas se apegam a traumas e dramas de suas vidas e com isso tornam-se egocentricamente sofredoras, o que impede a realização dessas metas. Passam seus dias e noites pensando em si mesmas, nos seus problemas, nas suas tristezas, nas suas mágoas, nas suas frustrações, nas suas perdas, etc., numa atitude completamente equivocada, pois nós estamos aqui justamente para nos libertarmos de nós! É uma pena que tantas pessoas cometam esse erro, sofrendo em vão, retornando para o Plano Astral fracassadas.

No dia seguinte à reconsulta, após ela me relatar o acontecido na banca de revistas, fui até lá conversar com seu proprietário, me identifiquei e lhe perguntei porque havia oferecido a revista VIALUZ sobre Maytreia (ano 1, nº 4), sem saber o que ela queria adquirir? Ele me respondeu que ficou olhando para ela e simplesmente achou que daquela revista ela iria gostar... E como gostou! Certamente naquele momento, o Maytreia lhe intuiu o que ela procurava.

No início da regressão, ela viu-se na atual infância, com doze anos, no dia do seu aniversário, muito deprimida, magoada, querendo morrer. Depois se viu com três ou quatro anos, com ciúmes do seu priminho, muito só e abandonada. Mais tarde, com dois meses de idade "doente da bexiga" (a bexiga é onde guardamos as mágoas), inclusive sabia o nome de seu médico, o que evidencia como os nenês sabem tudo o que está acontecendo. Por isso, devemos cuidar como falamos e agimos com eles para não cairmos no erro de achar que eles "não entendem".

Durante a fase intrauterina, ela percebeu a reação positiva de surpresa de sua mãe ao saber-se grávida, e como veremos em várias outras regressões no livro, fica o alerta para os pais e os terapeutas para essa capacidade de o nenê dentro do útero perceber seus pais, o ambiente da casa, etc. Lá dentro, escondido, o nenê pensa e sente! Atentem para quando, no momento do parto, ela movimentou a cabeça a fim de passar melhor, e como antes referiu que não queria realmente nascer e que não estava sentindo-se bem.

Em vários relatos no livro atestaremos o fato de o nenê participar da família desde a vida intrauterina, quando ele está formando o seu futuro corpo físico, o seu instrumento visível para atuar na atual encarnação. Desde o início, ele já pensa, já sente, aliás, nunca deixou de fazê-lo, pois dentro do útero está apenas continuando sua jornada e não a iniciando.

A paciente refere uma encarnação passada em que desencarnou de tuberculose aos dezoito anos e percebam que com dezenove anos ela ainda se encontrava na casa em que morava, sentindo-se só, triste, abandonada. Certamente seus parentes sofriam muito com sua "perda", mas ela ainda estava ali, apenas invisível para eles. E na atual encarnação ela demonstra o mesmo tipo de personalidade, confirmando o pilar básico da Psicoterapia Reencarnacionista, a Personalidade Congênita.

No século XVI, quando fere com a espada um amigo, que é hoje a sua irmã, também se sente muito triste, revelando a sua tendência sofredora congênita. Quando vivia naquele mosteiro, pelas condições de vida naquele tipo de local, deve ter sido muito quieta e introvertida. Na encarnação atual, desde criança mostrou-se quieta, introspectiva, caseira, gostando de ficar ao lado de sua avó, no chão, em posição de lótus, o que já revelava o que trazia das outras encarnações.

Nós não mudamos de uma encarnação para outra, retornamos os mesmos, com a simples mudança do corpo físico. Ninguém muda no período interencarnações, lá refletimos, estudamos, tratamos as mazelas adquiridas em nível dos corpos sutis e planejamos a nossa próxima encarnação. As mudanças precisam ser feitas aqui. Essa é a nossa Missão pessoal, mas a grande dificuldade é que viemos para mudar, para melhorar, mas voltamos os mesmos, então a tendência é repetir os mesmos erros, os mesmos enganos. Quem entender isso, facilitará a sua tarefa.

O seu encontro com Maytreia foi muito emocionante, ela resplandecia enquanto o vislumbrava e escutava seus sábios conselhos. Há quanto tempo ele estava ao seu lado lhe transmitindo esses conselhos... Mas devemos raciocinar corretamente sobre esta questão de termos um Mestre, um Guia, um Anjo da Guarda ao nosso lado, pois isso não significa que eles são só nossos e nem que estejam permanentemente conosco, como se não tivessem mais o que fazer...

Na verdade, funciona como aqui em nosso Plano. Alguém mais sábio se aproxima, quer ajudar, aconselhar, indicar o melhor caminho, mas vai depender do discípulo a permanência maior ou menor do conselheiro ao seu lado. Como esses seres mais evoluídos encontram-se também em evolução e eles trabalham permanentemente, atendendo, aconselhando, curando, orientando inúmeras pessoas, tanto no nosso Plano como em outros, vai depender de nós contarmos com uma assistência mais assídua ou menos, de um deles conosco.

Existe o merecimento e, portanto, o esforço do discípulo, a sua vontade de modificar-se e de evoluir é que influirá decididamente na presença mais ou menos frequente de um Orientador consigo. Essa paciente reencontrou a sua verdadeira face aos 74 anos de idade, mas isso não é tarde como pode parecer para quem se avalia apenas pela idade do corpo físico atual. Na verdade, quem tem 74 anos é o seu veículo atual, o que significa apenas que se encontra há 74 anos aqui na Terra, dessa vez. O momento de corrigir-se e de mudar pode ocorrer em qualquer época da encarnação, claro que quanto mais cedo melhor, mas é bem melhor encontrar o seu verdadeiro caminho aos 74 anos do que desencarnar sem encontrá-lo e então, no Plano Astral, lastimar seu erro, consolando-se nas palavras carinhosas de um Amigo Espiritual e preparar-se para voltar novamente, para tentar de novo, do mesmo modo...

5
A Dependência, a Depressão, a Falta de Confiança
D.S., 36 anos, sexo feminino

Tenho muito medo. No dia em que eu perder meu pai e minha mãe, ou o meu irmão, eu vou ficar louca! Só de pensar nisso, fico mal, não sei como vou aceitar, na minha infância sempre fui muito ligada ao meu pai. No colégio me dava uma solidão, ter que ir sozinha, sem ninguém, eu nunca queria ir, me sentia perdida, sempre queria um irmão junto comigo. Sempre precisei alguém comigo, mesmo na faculdade eu sentia a mesma coisa, até larguei por causa disso!

Tenho um mau humor constante, sou muito triste, eu nunca sorrio, passo por antipática. Sou direta demais, falo sem pensar. Sempre gostei de brigar, de discutir, eu vivo brigando, tenho muita raiva! Só quero dormir, sofro de depressão. Às vezes, nos finais de semana, eu pego o carro e vou para Caxias, para Nova Petrópolis, preciso sair um pouco, lá na serra me sinto melhor. Tenho muito medo de ficar viúva, a ideia da perda para mim é horrível, não posso nem imaginar ficar sozinha. Estou sempre tensa, contida, com raiva, eu não tenho alegria.

SESSÃO DE REGRESSÃO

"Estou deitada, uma mulher varrendo, de avental, ela não me cuida, não gosto dela, eu só quero saber do meu pai, não dela. A casa é de dois pisos, numa rua com prédios, passa carro. Atrás tem um morro com árvores.

Chegou alguém no portão, estou olhando de dentro do pátio, vejo a sombra de um homem à direita, não consigo ver direito. É um rapaz, eu gosto dele. Ele é bonito, loiro, cabelo raspado de militar, olhos azuis, me diz: "Oi, oi, oi". Ele é alegre, me chama: "Vem cá, vem cá, senta aqui." Eu sou pequenininha, ele é grandão. (bem infantil)

Ele é muito querido, eu gosto dele. (chorando) Ele só veio me ver, eu quero o colo do meu pai! Ele não fica aqui, ele não mora aqui. Aquela mulher é horrorosa, eu só gosto dele, dela não. (chorando) "Fica aqui, não vai embora!". Ele vai embora! (desesperada)

Ele é muito moço, não quer ficar aqui, é da força aérea, Estados Unidos, é militar, Jonas Schuman. Sou uma menina, de franja, tenho três ou quatro anos. Ele nunca vem. (chorando) O meu nome é Clarice. Eu me sinto pequenininha. Ele não para aqui e eu gosto muito dele. (falando como criança)

A mãe dele, a minha avó, mora aqui, mas eu não quero ela, só quero ele. Ela é toda cheia, toda arrumada, aristocrata, não dá muita bola para mim, só fica mexendo naquela mesa, nos papéis. Ela não fala, não tem tempo para mim, eu fico sentada no sofá. Ele nem fala com ela, só vem para me ver.

Tem uma empregada que varre, é uma preta, eu não gosto dela, não me deixa fazer nada, brincar, não posso sentar no chão, tem que ficar com a roupa bem arrumadinha. Eu odeio ela, não me deixa ir lá fora brincar, "Essa casa é do meu pai!" (brava) Ela quer mandar aqui, aquela velha, ela nunca tem tempo, diz que não tem paciência! (com raiva)

Da minha mãe eu não sei, eu só sei dele. (chorando) Eu só quero o meu pai. "Não me deixa aqui, vem cá comigo!" Eu queria ir com ele. (muito triste) Eu só queria que ele ficasse aqui, sempre. Essa empregada horrorosa, tenho que ficar sempre de vestido e eu queria me soltar no chão, mas ela diz: "Vai sujar." Diz que eu não sei me comportar, que não é para me atirar no chão. E ele não fica aqui! (gritando)

Eu fico quieta, estou com seis anos, eu queria meu pai, ele nunca vem. Eu queria ele todos os dias, "Jonas, vem cá!" (chorando, desesperada) Ele não pode me deixar aqui, não tem criança, não pode se misturar com gente pobre, não pode brincar com filho de pobre, eu queria sair correndo, me sujar, tirar todas essas roupas. (muito infeliz) Como tem corredor nessa casa, eu queria tudo sem protocolo, só poder brincar, me sujar. Mas quem se suja é filho de pobre... (com raiva) Vou pegar uma fruta, uma uva, ela diz que não pode mexer nas uvas, essa velha só mexe nos papéis, e aquela empregada só varre, varre, varre... Eu só queria sair para fora, a casa é grande, tem pátio, "Mas não é para a rua, vó!". (grita com raiva)

Tenho doze anos. "Eu quero meu pai!" (gritando, chorando, desesperada) Eu não vou no colégio, não quero ficar lá, eu fico sozinha no meio de todo mundo, me acham diferente, eles ficam me olhando porque eu sou rica, eles ficam distantes de mim. Eu quase não levanto os olhos do caderno, eu não quero essas crianças, eu só quero o meu pai! (desesperada) Só fico de cabeça baixa, escrevendo, não quero conversar com ninguém. (muito triste)

Ele tem que vir me tirar daqui, eu não quero ir com o motorista. Aquela velha me manda para o colégio (com raiva), mas nem sabe se eu aprendo ou não. Fico sentada, sozinha, de cabeça baixa. "Quero meu pai!" (grita) Parece que ele vai morrer, ele vai morrer, "Quero meu pai, quero meu pai, eu não vivo sem meu pai, ele não pode morrer!" (chorando desesperada)

Agora estou dormindo, acho que me deram um remédio. O avião dele bateu com outro, todos os jornais estão falando, ele é muito importante. Mas ele é só o meu pai (chorando desesperada), eu quero ele de volta! Ele não vai voltar mais (muito triste), mas como eu vou tirar ele da minha cabeça? Nunca mais vai dizer "Oi, oi, oi".

Agora eu só durmo. Faz tempo que não vou para o colégio. Ele morreu nos Alpes, ninguém me conta nada direito. Eu nunca vi minha mãe nessa casa, ela é atriz, não é nobre, o nome dela é Bárbara, o sobrenome é Nixon. Ela só fica em Hollywood, só pensa naquelas coisas, no luxo, nas festas, na bebida, mas eu só gosto do meu pai, ele era o sol da minha vida.

Ela tem olhos grandes, é bonita, só fica fazendo pose, sempre de vestido vermelho, laranja. E eu só queria o meu pai! (chorando desesperada)

Então quero morrer. Nem trouxeram ele para cá (muito triste). Eu queria ficar com ele, mas só vieram as cinzas. "Dá o meu pai, me dá!" (desesperada) Eu queria ficar com as cinzas no colo, só isso que veio... O avião caiu numa floresta toda de pinheiros.

Eu não consigo viver sem meu pai, eu preciso dele! Tenho catorze anos. Minha mãe nunca vem, fica só lá, ela é famosa, já teve um monte de marido, ela gosta de beber, ela se apresenta. A família do meu pai não gosta dessa gente da profissão dela, eles não têm estirpe, a minha avó fala isso.

Eu fiquei com letargia muito tempo, acho que é isso. É porque eu fiquei sem meu pai. (chorando muito triste) Fiquei fora do ar porque eu só queria meu pai, eu só tenho vontade de dormir, dormir, dormir... Às vezes eu sonho com meu pai. "Eu quero meu pai!" (grita desesperada) A vida não passa, eu olho por essa janela, não tenho mais nada para esperar. Meu pai nunca mais vai chegar. (chorando muito triste)

Cadê a corrente dele? Mas não sobrou nada, eu só queria ficar com a corrente dele. Só tem as cinzas dentro da caixinha...

"Pai!" (grita) Eu só queria ele de volta, não me importo com nada, escutei falar que eu devia casar. Mas como é que vou ficar sem meu pai? Eu só fico no meu canto, deitada no chão, esperando meu pai. E aquela mulher varrendo, varrendo, eu tenho raiva dela!

A minha mãe, eu acho que é muito vadia, não vem aqui, acho que nunca conversei com ela. E agora ele inventa de morrer, se eu tivesse ficado lá na baixaria dela era melhor, pelo menos não tinha ficado sozinha.

Acho que isso nunca vai passar, eu fico olhando pela janela, vejo uma serra, é como o lugar que ele morreu. Então é por isso que eu gosto de ir para Caxias, eu encontro meu pai ali, é parecido, Nova Petrópolis, ali eu acho meu pai. Isso não vai passar nunca! É o Jonas que eu quero! (desesperada)

Agora vejo que o meu erro naquela vida foi só ter querido meu pai, mais nada, eu era superdependente e estou repetindo o mesmo erro! (acalma-se) Eu tenho que ser forte, mas não consigo. Quando vou para a serra, eu procuro ele, é ali que eu sinto ele. Eu tenho que ser autossuficiente, mas não sou, como posso me libertar desse emaranhado? Que perda de tempo, ainda estou esperando aquele pai, como é que pode?"

COMENTÁRIOS

Esse caso é outro exemplo claro da manutenção da nossa personalidade encarnação após encarnação. Essa paciente, na verdade, apenas mudou de "casca", ou seja, nome, corpo físico e outros rótulos, mas interiormente, em seu modo de pensar e de sentir, é exatamente igual à Clarice, ela mesma da outra encarnação. E se não mudar, na próxima vida continuará igual!

Essa paciente ficou muito impressionada com o tempo que vem perdendo nessa atual vida, ainda procurando e esperando seu pai da outra encarnação! Certamente, no período interencarnações, essa paciente teve conhecimento do seu erro e propôs-se a mudar, a corrigir-se, mas essas informações não são acessadas quando estamos encarnados, em nosso estado de vigília ("esquecimento") e, portanto, continuamos atuando com o que veio em nossos 2º e 3º corpos, o que desencarnou conosco, o que reencarnou conosco. Tudo é apenas uma continuação, a Reencarnação é um fato, está na hora de agregar esse conhecimento à Psicologia e à Psiquiatria.

Quantas vezes percebo aquele oficial romano que eu fui ou aquele escritor russo, misturando-se com o Mauro, a persona atual, mas eles são eu e eu sou eles...

A Psicologia tradicional, a partir de sua premissa de que a nossa personalidade e os nossos traumas formam-se na infância, criou a necessidade de tentar entender-se por que somos como somos e isso originou as figuras da vítima e dos vilões, sendo esses últimos geralmente o pai e a mãe. A Psicoterapia Reencarnacionista, indo além desses conflitos da infância, aprofundando-se mais no Inconsciente, trabalha com uma historicidade anterior, uma tendência comportamental com a Personalidade Congênita. E tenho visto, muitas vezes, em regressão, as "vítimas" atuais como antigos vilões e os "vilões" atuais como vítimas em outras encarnações... Mas não na encarnação passada, pois não esqueçamos que a nossa personalidade não muda de uma encarnação para outra e, portanto, quem é agressivo, já era agressivo, quem é submisso, já era submisso, quem é autoritário, já era autoritário, quem é tímido, já era tímido, etc. Nunca vi uma pessoa mudar seu modo de ser de uma encarnação para outra! No máximo, vejo uma autorrepressão nessa atual vida por receio de soltar o seu poder e agir mal como antes, mas isso é um bloqueio e não uma real mudança de personalidade.

Imagino o Inconsciente como uma "fita" sutil em que fica registrado tudo o que nos acontece, desde o princípio (esteja esse princípio onde estiver) até o fim (idem). E quando um "filme" antigo, do passado, é acessado, em um processo psicopatológico, ele passa a rodar em nossas telas mental e emocional misturado com o nosso "filme" atual e aí surgem os quadros rotulados como esquizofrenia, paranoia, bipolaridade, etc. Obviamente, não é a única causa dessas doenças mentais, mas certamente merece uma pesquisa, e é o que alguns cientistas "alternativos" do comportamento estão fazendo. E isso não deve ser confundido com religião ou misticismo, é a Psicologia e a Psiquiatria de amanhã.

6
A Rejeição, o Abandono, a Autodestruição
D.S., 36 anos, sexo feminino

Sempre me senti muito sozinha, muito rejeitada. Minha mãe trabalhava de doméstica e chegava em casa muito cansada, meu pai bebia e jogava, me levava nos bares. Eu ficava lá, ou na rua, em frente, às vezes na chuva. Me deixavam muito na casa dos outros. Ele me batia demais, me dava surras violentas, com cinto, com cadeira, era muito agressivo, minha mãe era muito submissa. Com dezessete anos fui internada por depressão profunda! Não consigo esquecer essas coisas, nunca vou esquecer o que ele me dizia, agora está doente, está pagando o que me fez...

Eu era muito promíscua, saía, bebia, transava com qualquer um, em qualquer lugar, mas era pela mágoa, pela raiva que eu tinha dele, pela rejeição. Sempre fui depressiva, muito carente. Sou portadora do HIV. Agora quero mudar, me curar, me livrar desse vírus.

SESSÃO DE REGRESSÃO

"Ele me jogou um pão (chorando, fazendo beicinho), eu não fiz o que ele queria e a minha mãe não faz nada! Estamos jantando, ele está na ponta da mesa, quer que eu vá comprar vinho, mas é de noite, eu não quero ir. Tenho sete/oito anos. Eu choro e ninguém faz nada. (triste)

A minha mãe só trabalha, meu pai me leva no bar com ele, eu fico com frio, ele me deixa sentada lá, estou com fome e com frio. Ele fica só jogando carta, é sempre muito bravo, sempre brigando, ele não faz nada para mim, não me dá comida, diz que eu fico incomodando ele, está bravo comigo. (chorando)

Está chovendo, estou saindo do colégio, não tem ninguém em casa, eles só chegam de noite, meu pai não sabe nem onde eu estou... Já tenho onze anos. Fico na casa de uma amiga da mãe, ela me dá comida, mas eu me sinto mal, estou incomodando ela. O meu sapato está todo molhado! (infantil)

Agora estou no aniversário de uma amiga minha, ela é rica, mas a gente se dá bem, ela me convidou para a festa. Ela é a mais bonita, a mais rica, mas me convida para brincar, ver televisão, fazemos teatrinho. Nós não temos televisão, eu assisto às vezes no bar com o pai, mas lá só tem eu de criança, fica todo mundo me olhando, só tem homens.

Estou sentada em casa com minha mãe, meu pai está muito bravo, ele pegou um machado, está destruindo todo o quarto! (assustada) Minha mãe está passando mal, ele quase quebrou minha cabeça com o machado, ele é furioso, ela está grávida, perdeu o nenê! (triste) Eu queria tanto um irmãozinho... Fui falar com ele, está chorando agora, aí ele chora, diz que não vai fazer mais isso. Minha mãe também sempre chora, ela ficou muito assustada e perdeu o nenê. Ele nunca beija ela...

Agora estou numa pracinha brincando com minhas amigas, me sinto bem, porque não estou em casa, estou adorando correr, brincar. A gente foi roubar picolé no avô do meu amigo, ele ficou bravo, correu atrás da gente, era Chica Bon (sorrindo), mas ele não conseguiu nos pegar. (feliz)

Estou com dor de ouvido, estou sozinha, ela nunca deixa de ir trabalhar por minha causa, ela só trabalha, trabalha...Estou na cama, sinto falta da minha mãe, ela não me cuida, nunca me cuida. (triste) Tenho oito anos. Estou sozinha, ninguém põe remédio no meu ouvido, ela só chega de noite, trabalha num Colégio e chega tarde, está sempre cansada, tem que fazer comida para o pai, depois que ela fala comigo. Eu nunca vejo ele e quando ele está, é sempre bravo, brigando.

Agora eu sou nenê, minha mãe me larga na minha tia e vai trabalhar. Ela me cuida, me segura no colo, eu gosto, estou toda enroladinha.

Agora mudou tudo, estou vendo pirâmides, não entendo, estou na frente delas, tem alguém me abanando, é um criado, é o meu pai! (atual) Está muito quente, estou sentada numa espécie de trono, acho que vai ter uma guerra. Eu sou bem brava. Eu mando. Estou sentada, mandando umas pessoas saírem da sala. Eles já saíram, quero que descubram alguma coisa para mim, não sei bem o quê...

Tem uma cobra enrolada nas minhas pernas, eu peço para ele tirar e ele não tira, fico muito brava, mandei cortar o pescoço dele! (brava) E fico bem feliz. Cortaram a cabeça da cobra também. Eu levanto e piso em cima da cabeça dele! (com raiva) Era uma cobra de estimação que eu tinha, mas estava calor e mandei ele tirar dali, ele teve medo, não me obedeceu.

Eu sou uma mulher bem pequena, magrinha, morena, tenho cabelo preto, comprido, uso um vestido branco. Tenho uma espécie de tiara na cabeça, que tem uma cobra na frente, acho que é de metal. É uma casa bem grande, as janelas e as portas são redondas. Só tem homens, não tenho marido, eu que mando. Eu sou bem feliz, aquilo que eu fiz com o escravo não me causa nenhum tipo de sensação nem arrependimento, é normal.

Eu vou tomar banho num lago, é no meu castelo, fica num deserto, eu moro sozinha, todo mundo faz o que eu quero. Mas eu não sou ruim. As pessoas me obedecem, eu é que mando nesse lugar, eu quero que eles me obedeçam! (orgulhosa)

Agora estou de novo naquele salão, está entrando uma pessoa, é de outro povo. É a guerra, ele é hebreu, tem muitas pessoas com ele, eu sou do Egito. Ele quer lutar com meu povo, ele quer o meu castelo. O meu povo luta com o dele, eu ganhei a luta, estou comemorando com uma taça de vinho. Os meus soldados gostam muito de mim, eles me respeitam, venceram a luta por mim. E me trouxeram a cabeça daquele que queria me vencer. (altiva)

A minha mãe (atual) era minha escrava lá, me dava banho, fazia tudo que eu mandava, me trazia frutas, vinho.

Eu não tenho medo de ninguém, mas sou muito sozinha, não tenho ninguém, sou muito fria, todos têm medo de mim! Na rua, ando sempre protegida, com uns me abanando. Ninguém pode encostar em mim.

Estou ficando mais velha, um pouco doente, acho que é solidão. Eu fico sozinha, não tenho pai, não tenho mãe, não tenho irmãos, estou doente, deitada numa cama.

Tenho febre, só tem homens que me cuidam, mas eles não me entendem, eu preciso de pai, de mãe, eles morreram quando eu era bem pequena.

Eu não consigo mais mandar, eles só põem vinho na minha boca, me sinto muito só, estão todos tristes, estão me cobrindo, acho que morri. (suspira)

Estou em outra época agora. Me vejo correndo, uso uns vestidos longos, sou muito bonita, tenho um bebê no colo, meu nome é Madalena. Estou fugindo, querem pegar meu nenê, o pai dele não quer que ele fique comigo.

Estou dançando num bar, todos aplaudem, todos gostam. É em Paris, 1868. Eu sou feliz, alegre, eu danço no bar, tenho um filho que nunca está comigo, tem alguém que cuida dele para mim, é minha irmã. (atual) Eu danço, jogo, vivo a noite, eu transo muito, dou gargalhadas, bebo muito. Tem alguém de quem eu gosto, mas ele não gosta de mim. Estamos numa taberna, já bebi muito, estou me insinuando, sou apaixonada por ele, mas ele não quer nada comigo, só transar de vez em quando. Sou prostituta, eu canto, danço, todos me olham. (vaidosa)

Estou indo para casa, bem bêbada, moro com meu filho, é um menino, tem seis meses, é o meu pai! (atual) Lá ele era aquele escravo, aqui é meu filho. Eu vou morrer bem cedo, de doença venérea. (chorando)

Agora é um lugar muito frio, estou sozinho, só tem gelo, estou num iglu, é no Pólo Norte, mais ou menos em 1500. Eu pesco, vivo sozinho, não tenho família. Eu escolhi ficar sozinho, precisava pensar na minha vida, sou bem rico, tenho muitos barcos, quero ficar sozinho. Estou doente, sinto dor no corpo todo. Tenho mulher e dois filhos, ela vai me procurar, sabe que estou doente, me leva para casa, é a minha mãe. (atual) Ela me conforta, me dá carinho, mas eu sou indiferente, não sou carinhoso, meus filhos sentem falta do meu carinho, da minha atenção.

Já estou cansada, outro dia a gente continua."

COMENTÁRIOS

Hoje em dia, eu não terminaria a regressão nesse ponto... A Regressão completa que fazemos hoje só termina quando a pessoa está desencarnada, no Plano Astral, sentindo-se bem, quando já passou a tristeza, a mágoa, a raiva... Como falei, ao início do livro, eu não estava ainda atento ao benefício da Regressão completa e à ética na Regressão.

O caso dessa pessoa é interessante, pois a sua mágoa e sentimentos de abandono e rejeição em relação ao seu pai, encontram eco em seu passado transpessoal, no Egito quando ela mandou cortar sua cabeça e na França, no século passado, quando ele era seu filho e ela o abandonava, enquanto trabalhava como prostituta em um bar à noite. Provavelmente, ele tinha em seu Inconsciente um desejo de vingança em relação a ela e daí o seu relacionamento conturbado.

Ela está apenas recebendo a reação de suas ações negativas do passado e precisa buscar o entendimento e a harmonização com seu pai para que possam encerrar de vez essa questão. Ela não é vítima de uma injustiça, e sim coparticipante de uma história muito antiga de raiva, abandono, rejeição e a possibilidade de uma cura real é a cura dos seus sentimentos e pensamentos negativos. Isso lhe trará a libertação e está ao seu alcance agora.

Um dos grandes benefícios das regressões é mostrar aos pacientes o quanto costumamos nos perder nos raciocínios equivocados das nossas "cascas" atuais. Como costumamos repetir padrões negativos de conduta encarnação após encarnação e que devemos nos conectar firmemente com nossa finalidade encarnatória, a evolução espiritual.

Outra questão importante que sobressai novamente é a relatividade dos rótulos, nesse caso, a sua mãe atual era sua escrava no Egito e sua esposa no Pólo Norte, em 1500, e como já vimos, seu pai foi seu escravo lá no Egito, quando ela o matou, e seu filho na França.

Um dia desses, conversando com um amigo negro, ele me comentou sobre seu passado familiar de escravidão e lhe questionei sobre essa sua colocação. Como ele sabe se não era branco naquela época da escravidão? Isso serve igualmente para quem acredita num passado familiar religioso, de raça, de país, etc., pois o que percebemos comumente nas regressões é uma mudança nesses aspectos de uma encarnação para outra. Já regredi pacientes brancos que se viram negros e vice-versa, um descendente de alemães que era colombiano, um descendente de italianos que era americano, etc. Geralmente, em cada encarnação viemos em um país diferente, retornamos nas mais variadas raças, cores, religiões, etc. O Bush pode reencarnar iraquiano e atacar os Estados Unidos... O Bin Laden pode vir americano e odiar os árabes... São as ilusões das cascas.

Por isso, eu digo que não sou branco, estou branco, não sou homem, estou homem, não sou brasileiro, estou brasileiro, não sou de uma família judia, vim numa família judia, etc. e tenho certeza de que a implantação desse raciocínio resultará, em sete ou oito séculos, no fim do racismo e das demais desigualdades. Não é correto alguém afirmar ser de uma família alemã, árabe, italiana, nem de uma família católica, protestante, judia, nem de uma família de brancos ou de negros, pois isso são rótulos dessa encarnação apenas. Precisamos nos enxergar como irmãos em Consciência e não como pessoas de diferentes países, raças, religiões, etc. Isso nos separa e cria as rivalidades, as desigualdades, as injustiças e as guerras.

7
A REBELDIA, A AGRESSIVIDADE, A REJEIÇÃO
D.P., 27 anos, sexo feminino, Advogada

Sou muito agitada, nervosa, estressada. No ambiente familiar, vejo que me enganei todo esse tempo. Minha mãe sempre protegeu meu irmão, defende ele, aceita tudo, enquanto eu sempre fui muito exigida, cobrada. No meu local de trabalho não aceito conchavos, favorecimentos, fico revoltada, agressiva. Me sinto cansada, parece que já lutei demais! Tenho muitos inimigos, isso me revolta, não sei perdoar. Me sinto rejeitada lá em casa, no serviço, e me culpo por tudo! Eu sei que sou forte, mas estou exausta de tanta luta, não posso ver injustiças. E eu vejo isso o tempo todo, no trabalho, na vida, lá em casa comigo. Agora um namorado terminou comigo e me senti muito rejeitada. Eu queria parar, quero mudar.

1ª SESSÃO DE REGRESSÃO

"Uma carruagem, muita gente, tem briga, é um tumulto. Parece que vão atacar a carruagem, é um grupo, estou na carruagem, sinto medo. Sou uma mulher. Me pegam por questões sociais, de política, sou uma pessoa que enfrenta os valores da época. Agora estou no cativeiro, numa cela, parece que me torturam, querem que eu delate alguém, me queimam os braços, o corpo. Meu nome é Margareth.

O meu grupo está se rebelando contra o poder, parece Inglaterra, talvez Londres, era Vitoriana. Eu choro bastante, dói muito, tenho muito medo, é uma injustiça! (chorando) Acho que vão me matar, na forca, ali perto, me amarram as mãos e me levam. Tocam tambores para anunciar, é em público, um ali parece meu ex-namorado do Rio, sinto que é um dos meus. Me colocam a corda, eu já sabia que isso ia acontecer. Provavelmente eu devo ter falado locais, planos, projetos, me sinto muito culpada por isso. Abre o tablado, eu caio, sinto alívio. (suspira)

Parece que tudo é inútil, tudo o que foi feito, dá uma sensação de vazio. Não sei para onde eu vou, parece que fico me dispersando, não estou em lugar nenhum, mas enxergo tudo, a praça, as pessoas. Eu vou alcançando altura, agora vejo amigos, a M., minha amiga (atual), vejo a minha avó (atual). Elas me abraçam, eu me sinto em casa, elas estão felizes, a minha avó está como ela se vestia aqui, com tecidos leves, e a M. com um tecido esvoaçante. (chorando emocionada)

É um jardim, tem bancos, grama, plantas, passarinhos, uma música suave no ar. Muita paz, muita harmonia. Vejo o G., ele sorriu, vem abraçar nós três, ele está feliz por eu estar junto com eles. Parece que a M. toca uma lira ou algo assim. Acho que estou cantando enquanto caminho, parece que eu flutuo, me sinto bem leve, nada me preocupa. O J., meu irmão (atual), também está lá, ele sofreu muito, tem uma história sofrida, acho que faz tempo que ele está assim, de várias encarnações.

Tem algumas pessoas que precisam de ajuda, um eu acho que é o meu pai (atual), ele está bem triste, bem cabisbaixo. Ele pede minha ajuda, não tem força espiritual para entender as coisas. Tento ajudar, falar coisas boas, mas eu gostaria de ajudar mais, gostaria de vê-lo feliz. Acho que ele foi meu filho em alguma encarnação passada e eu era bem autoritária, não dava liberdade, eu era bem agressiva, eu gritava e talvez até batesse... Me sinto culpada! (chorando)

Era numa cidade grande, acho que é Alemanha. Eu ficava bem cansada, era uma operária, trabalhava muito, não via retorno e exigia dele para que com ele não fosse desse jeito também. Eu sinto falta de afeto, não tenho marido, acho que sou bem amarga, meu nome é Judith. É uma cidade grande, tem muita gente na rua, os prédios parecem europeus, tem uma estação de trem, um prédio bem escuro, de esquina. Eu moro por ali, ele é meu filho, é mesmo o meu pai (atual). Eu sou de origem humilde, mas busco uma realização intelectual, tento escrever para jornais, em busca de um reconhecimento. Escrevo sobre fatos locais. Ali eu coloco minha visão social, é uma forma de desabafar, acho as coisas muito sofridas, todo esse mecanismo.

É importante que eu aja, mas parece que tudo é inútil, eu escrever, não escrever, dá no mesmo... Tudo é um jogo de forças, estou tentando sobreviver e é só isso. Acho que vou seguindo assim, um pouco mais serena, mas muito triste. Uma vida mais calma, consigo ser um pouco mais carinhosa com meu filho. Eu trabalho num jornal, tem uma pessoa que me estimula, consigo publicar alguma coisa esporadicamente. Essa pessoa gosta do que eu escrevo. Não tenho vontade de continuar vendo essa vida... (triste)

Eu estou bem, voltei para aquele lugar, tem muito verde, muita água. (chorando) Eu sinto a grama nos pés, é uma sensação de paz.

Agora mudou, parece um tempo de farwest, o pessoal planta, a terra é bem vermelha. Tem escravidão ou coisa parecida, me vejo trabalhando, sou um homem, sou casado, eu gosto da minha esposa e dos filhos. Ela é meiga, calma, eu sou forte, com princípios bem definidos, de não explorar o trabalho dos outros, de igualdade, mas estamos tomando o lugar dos indígenas... A minha esposa lembra um pouco a N., uma colega de mestrado (atual). Um filho parece ser a minha sobrinha D. (atual).

É uma vida calma, eu sou contra injustiças, mas como colonizador tirei uma parte da terra dos índios e eu sinto culpa por isso. Agora vejo um ataque indígena. Eles estão queimando as casas! (assustado) Atacam a cavalo, eu vou defender minha família! Sou atingido por uma flecha, dói bastante, foi no peito, a minha família se salvou, mas eu morro.

Queria ficar mais com a minha família, não queria me desprender. Eu sofro, fico perto deles, eles sentem a minha presença, mas não me veem. Alguém me faz sair dali, mas contra a minha vontade, eu não queria. Eu pairo sobre o lugar, como que me despedindo. Estou voltando para onde eu estava antes. Mas agora é diferente, um bosque meio escuro, eu fico ali um tempo, meio triste, sozinho.

Vêm alguns amigos para me ajudar. O G. está novamente, tem um que parece um amigo meu de infância, e a C., outra amiga. Eles me dão força para sair dali. Pegamos uma trilha e vamos caminhando para outro lugar bem mais claro. Mais tarde, eu também começo a trabalhar, a auxiliar, mas ainda sinto saudade da minha família. Fico bastante tempo lá."

COMENTÁRIOS

Essa moça é advogada e extremamente afetada por injustiças. Ela trabalha na área pública e não aceita conchavos, favorecimentos, etc. Luta muito contra isso, é uma pessoa muito honesta, batalhadora e luta pelo que acredita, é uma guerreira. Na sua 1ª consulta e em algumas outras, ela costumava falar muito em "inimigos". Era um tema repetitivo em seu discurso. Nessa regressão, observamos na 1ª vivência, uma situação em que ela é presa e enforcada por inimigos.

Atentem que ela se sentiu muito culpada quando foi obrigada a delatar, sob tortura, os seus companheiros, os planos, os locais, etc. Ao desencarnar, ela acessa o Plano Astral e lá encontra uma amiga atual, a sua avó atual e o G., um colega advogado. Encontra também seu atual pai, muito mal, e seu atual irmão, que se encontra em um processo de recuperação de antigos traumas e sofrimentos.

Ela entra, então, num processo regressivo espontâneo, quando se vê em uma encarnação ainda mais anterior, na Alemanha provavelmente, em que seu pai atual era seu filho e ela uma operária, também engajada em questões sociais, em injustiças, como até hoje. Lá ela já tem uma tendência intelectual, gosta de escrever sobre essas questões, chega a trabalhar num jornal, ou seja, é extremamente parecida com a sua personalidade da próxima encarnação, na Inglaterra, quando também se engajou em lutas sociais, e é também a sua personalidade de hoje. Ela se sente culpada, como se sentiu na encarnação anterior, mas agora em relação ao seu filho, por exigir muito dele, chegar cansada, estressada, ser muito dura e irritar-se com ele.

Surge novamente a sensação da inutilidade, de que é inútil tanto esforço, tanta luta, como ela referiu na outra encarnação após desencarnar enforcada. E hoje ela diz estar cansada de tanta luta...

Em seguida, desgostosa do que estava revivendo naquela encarnação, ela me pede para voltar ao Plano Astral, mas regride novamente e se vê no oeste americano, no tempo da colonização, quando é um homem e se sente também culpado, dessa vez por estar invadindo as terras indígenas. Refere que é contra injustiças, que é forte e tem princípios bem definidos, como na encarnação anterior e como hoje. Após desencarnar, ele permanece algum tempo com sua família, não querendo abandoná-los, mas surgem Amigos Espirituais que o orientam e o levam dali.

Notamos nessa regressão muitas características suas que se mantêm até hoje, como o senso de justiça, a força, o ideal, o caráter. A culpa repete-se por motivos diversos, e a sensação de inutilidade também aparece. O G. é um companheiro que a encontra seguidamente no Plano Astral, mas aqui, na atual encarnação, ele não demonstra lembrar-se disso. O seu pai atual foi seu filho naquela encarnação, e então, agora, ela veio como sua filha, prosseguindo ambos em seus caminhos cármicos em busca de harmonização.

2ª SESSÃO DE REGRESSÃO

"Vejo mulheres conversando. Elas riem muito, é uma casa de madeira, tem um fogão à lenha. Acho que sou a criança botando lenha no fogão, sou um menino. Tem movimento, barulho de tráfego lá na rua. Me sinto um peixe fora da água. Eu não entendo bem os assuntos, me ignoram ali, são parentes, uns cinco ou seis.

A casa tem uns quadros de flores nas paredes, não tem pátio, me sinto meio sufocado, não tem onde soltar a energia. Uma das mulheres é minha mãe, as outras são tias, os homens estão quase sempre fora. Elas usam vestidos longos, talvez seja Itália. Eu brinco de carrinho dentro de casa, posso entrar e sair, ninguém vai notar a diferença. Não me atraem as conversas, não estou num ambiente que me agrada, só quando meu pai chega é que me sinto feliz. Tenho maior afinidade com ele, nos damos bem, há um companheirismo entre nós. Com a minha mãe, sinto muita frieza. Eu brinco bastante na rua sozinho, tenho amigos, mas fico mais sozinho.

Eu sou rebelde na escola. Acho que desrespeito os professores, sou contra o sistema de aula, protesto, verbalizo que não estou de acordo e geralmente sou castigado, com vara. A minha mãe concorda que eu sou rebelde. Eu não tenho acesso às coisas da casa, então não entendo a ausência do meu pai, acho que eles não se dão bem. Minha mãe faz de tudo para que ele não apareça, até prefere que ele não apareça. Me sinto rejeitado, eles discutem bastante, eu gostaria de não viver ali, não conviver com essas pessoas. (revoltada)

Quando eu cresço, passo a ignorar minha mãe, numa forma de revidar. Tenho uns dezoito anos, sou meio agressivo, bato a porta, grito, faço essas coisas... Na rua, tenho dificuldade de afeto com as pessoas, não me aproximo, sou irritado, agressivo.

Meu nome é Marco. Acho as pessoas fracas, estão sempre dando desculpas para não fazerem as coisas, não cumprir as suas obrigações. Eu sou bem responsável, eu trabalho, parece que sou mecânico de automóveis, não sei bem.

O meu pai já faleceu. É início de 1900, a minha mãe continua lá, nem se importa, acho que ela tem amantes, eu não perdoo isso. Eu não confio nas pessoas, acho que todas as pessoas são assim, que traem. Tenho dificuldade de amizades, de namoros.

Mas agora já me vejo com uma família, tenho filhos. A minha esposa é bem submissa, eu dou as ordens, não sou nada carinhoso com os filhos, parece que um deles é o meu irmão. (atual) Talvez aquela mãe seja a minha mãe atual, são bem parecidas nas atitudes. Meu ambiente familiar é um inferno. Eu continuo sendo agressivo, como era com minha mãe. Não há união entre a gente. Quero controlar tudo. Sou muito frustrado nessa área afetiva. (triste)

Os dias são bem repetitivos, meu trabalho é sempre o mesmo, mas é a única coisa que eu sei fazer. Quando mais velho, eu fico mais calmo, me arrependo das minhas atitudes, de não ter sido bom pai, mas sinto que agora não posso fazer mais nada. Acho que morro de morte natural, com cerca de sessenta anos. A minha esposa está ali, os filhos também, mas não existe um elo forte entre mim e eles.

Eu me liberto do inferno, chego num outro Plano, mas cabisbaixo, preciso de ajuda. Tiveram que me ajudar, alguns amigos, veio a minha avó (atual), o meu avô (atual), me carregaram. Lá é calmo, silencioso, tem grama, natureza, mas eu sinto um vazio, me sinto muito sozinho. Dá um certo medo de não sair dali, não sinto muito a presença deles, parece que eles me observam de longe, fico meio sozinho.

Agora, finalmente, eles me buscam. Estou doente, me levam para uma casa, ali sinto mais paz, moram pessoas boas, estou descansando. Penso muito no que passou, no que fiz, fico relaxando, tem momentos em que as pessoas se reúnem para conversar, para ouvir música, tem até um coral. (sorrindo)

Algumas pessoas mais evoluídas vão ali falar, tem muitas pessoas morando lá. Sinto muita harmonia, não tenho vontade de voltar. Queria ficar ali para sempre, mas vou ter que voltar para aprender a ser mais afetuoso, menos revoltado, mais compreensivo, aprender a perdoar.

A sensação boa é que não se tem noção de tempo. Tem muitas flores, muito bonitas, eu cultivo flores, sinto a beleza, a paz. Mas agora vou ter que voltar, meus pais são os atuais, eu volto para viver com eles para perdoar, para compreendê-los. São pessoas com quem eu fui agressiva. É uma maneira de eu me libertar, me sentir em paz, tenho que desenvolver a sensibilidade, passar coisas boas para as pessoas, com arte, com as palavras, com alegria. Tem uma pessoa que eu vou encontrar, nós temos uma missão parecida.

Estou no escuro, me sinto fechada, acho que estou no útero, sinto as coisas se mexendo, é quente, não sei o que vai acontecer, estou meio perdida. Tenho uns quatro meses, sinto um pouco de rejeição da minha mãe. Acho que ela me esconde, não assume que eu vou chegar, parece que ela não está feliz com a gravidez, está meio amarga ou indiferente.

Não existe uma preparação para a minha chegada, meu pai está indiferente também, a relação deles é meio fria, vejo os dois almoçando, jantando, mas sempre distantes. Eu vejo tudo, a casa, o J. brincando com um aviãozinho, ele é pequenininho. Eles não têm maiores valores humanitários, não sentem a importância, a alegria de ser pai ou mãe, mesmo com o J. Estão preocupados se vão botar mais um quarto na casa. Acho que vou estragar um pouco o ritmo deles.

Vou nascer de repente, me sinto desprotegida. Já nasci, estou no hospital, tem pessoas que cuidam de mim, me dão banho, me aquecem, mas eu sinto desproteção. (triste) Fico bastante tempo ali, na estufa. Me pegam para levar para casa, mas continuo me sentindo desprotegida, não mamo no peito. Agora estou em casa, no berço, escuto o J. brincando, dando uns berros pela casa com os amigos. As pessoas vêm me ver, me sinto melhor, me dão atenção, sinto mais atenção das pessoas de fora do que na família.

Eu fui prematura, nasci antes porque não aguentava mais aquela expectativa. Eu queria nascer, me sentia incômoda, queria me defender. Aquela expectativa me incomodava, e então quem sabe eu nascendo, fosse surpreendê-los positivamente?

Agora estou maiorzinha, eles têm muitos conflitos comigo, falam que sempre faço as coisas erradas, me cobram tudo e eu me culpo. Eles querem que eu seja adulta, perfeita, que não incomode, me sinto mal, rejeitada. Não querem me ensinar, tenho que aprender tudo sozinha. (revoltada) Acho que o J. também precisa de auxílio. Ele tem raiva e eu preciso ensiná-lo a não ter raiva.

Eu vou ser independente. Quero sair dali, tenho vontade de consolar as pessoas que passam por isso. Leio muito, busco explicações para tudo. Sou bem distante deles, só encontro afeto em grupos de amigos que apreciam o meu modo de pensar. Eu sou bem líder nessa época, a partir dos 14 anos, sou contestadora, tenho as minhas próprias ideias, e elas divergem, mas sou afetuosa com as pessoas.

Na Faculdade eu me fecho de novo. Tenho medo, uma sensação de que não vou ter segurança suficiente para essa carreira. Eu sinto meus colegas muito agressivos e não quero isso. Estou aí por outro motivo, quero auxiliar as pessoas mais fracas, desprotegidas. Me sinto um peixe fora da água, não me manifesto, me afasto, e quando me formo, então, me dá um pânico! Não me sinto capaz de atuar no meio forense. Isso não me atrai, vai me desviar desse auxílio que eu quero prestar, fico meio perdida, não sei qual o melhor caminho."

COMENTÁRIOS

Nessa 2ª sessão de regressão, ela encontrou o seu congênito sentimento de rejeição. Vê-se como um menino com pouca afinidade com sua mãe, não se sente amado por ela, e o seu pai, com quem tem bastante afinidade, não fica muito em casa. Ele é rebelde, como já era naquelas vidas passadas, discute com os professores, defende seus pontos de vista, é castigado, o que, claro, aumenta a sua rejeição.

Quando adulto, mantém sua personalidade agressiva, como hoje, mas é responsável e trabalhador, como hoje. Não confia nas pessoas, acha que todas elas traem, como ele "traiu" seus companheiros naquela encarnação em que foi enforcado pelos "inimigos". É muito autoritário, como sempre, e sua esposa é bem submissa. Naquela encarnação, no oeste americano, falou que ele era muito "firme" e a sua esposa muito "meiga"...

Quando mais velho, culpa-se por não ter sido um bom pai e, provavelmente, por não ter sido um bom filho. Quando desencarna, necessita da ajuda de seus Amigos Espirituais, devido a sua baixa frequência vibratória, decorrente de seu estado emocional de desalento, talvez uma depressão profunda. Por seus pensamentos e sentimentos negativos tem alguma dificuldade de acessar esses amigos.

Parece que permanece um tempo em alguma zona do Astral inferior, acima do Umbral, até a sua frequência elevar-se um pouco e poder ser atendido. É, então, encaminhado a uma casa de repouso e recuperação onde recebe atendimento e orientação de pessoas mais evoluídas.

Mais tarde, sabe que voltará a reencarnar com os mesmos pais em busca de harmonização, para tornar-se mais compreensivo, mais tolerante. Mas isso só está conseguindo agora, depois que relembrou esses fatos todos.

Novamente percebemos aqui a capacidade do "nenê" dentro do útero materno, de sentir os pais, seus pensamentos e sentimentos em relação a ele e entre eles. Vê-se com quatro meses de idade intrauterina, e sente-se novamente rejeitada por sua mãe e, pior, agora também por seu pai. Provavelmente, como na vida anterior, eles não se dão bem, e isso se reflete numa falta de atenção e de carinho com aquela gestação.

Como aquele ser que está reencarnando já vem com um forte sentimento de rejeição, decorrente de vivências anteriores, obviamente isso o afeta muito, a ponto de ela provocar seu parto prematuro, por sentir-se incômoda! Sendo de natureza otimista e positiva, acreditava que nascendo logo, iria surpreendê-los positivamente... Não mama no peito, o que agrava ainda mais a rejeição, e somente quando as pessoas vão vê-la, ela se sente mais calma e protegida.

Esse relato, como tantos outros obtidos em sessões de regressão, contraria totalmente a crença vigente de que só vamos elaborar nossos pensamentos após algum tempo de vida extrauterina. Isso não é verdade, muito pelo contrário, o "nenê" já pensa e sente com muita intensidade lá dentro do útero. Quantos traumas e conflitos começam aí ou continuam aí, vindos de outras encarnações...

O que geralmente observo é que o nenê, dentro do útero, encara de um modo pessoal quando a mãe e/ou o pai não concordam com a gestação, pensam em abortar, conversam sobre isso, fazem tentativas, etc. Sente que não lhe querem, e tenho abordado esse assunto em terapia, pedindo que o paciente que passou por isso pense que, provavelmente, não era nada pessoal contra ele e sim em relação a qualquer nenê que estivesse lá dentro. Em regressão, o paciente sempre afirma que seu pai não lhe quer, que sua mãe quer matá-lo, que está sendo rejeitado, etc., quando seus pais, geralmente, estão pensando em relação à gravidez e não em relação ao nenê em si. Embora, claro, muitas vezes, instala-se uma rejeição paterna ou materna, inconsciente, advinda de vidas passadas...

Mais tarde, já maiorzinha, culpa-se novamente por não poder corresponder às expectativas de seus pais. Revela novamente sua tendência intelectualizada ao querer que a ensinem o que não conseguem, e então tem que aprender sozinha, sente-se mal, rejeitada e, como sempre, revolta-se com isso.

Depois, decide ser independente outra vez e sair de casa. É líder, contestadora, com ideias que divergem das habituais. E é rebelde, como sempre. Na Faculdade, sente-se um peixe fora da água, como referiu que se sentia em sua casa naquela encarnação anterior. E assim ela vem, encarnação após encarnação... como todos nós.

8
A Insegurança, o Medo, a Tristeza
CD.O., 60 anos, sexo feminino, Comerciante

Estou separada do meu marido há nove anos e desde lá eu caí. Não consigo levantar mais! Ele aprontava muito, tinha outras mulheres. De vez em quando quer voltar, diz que mudou, mas não acredito. Só ficou ódio, uma mágoa enorme! Já voltei duas vezes, pensando nos filhos, nos netos, mas no dia seguinte, já estava arrependida. No dia do casamento já nem queria mais e durou 37 anos! (chorando)

Sou muito insegura, tenho medo de tudo, acho que não sou capaz de fazer nada bem. O meu pai trabalhava muito e chegava em casa com dor de cabeça. Ele era muito seco, muito frio. Era professor, fui aluna dele, sentava lá no fundo, nunca consegui me alfabetizar, ele não me incentivava muito. Morreu quando eu tinha dez anos. A minha mãe também era triste como eu, a nossa família era de treze irmãos, fui a 11ª, nunca tive atenção. (chorando) Tenho uma mágoa muito profunda, sou muito carente e insegura, não gosto de tomar decisões, tenho uma tristeza desde criança, deve ser de outra vida...

SESSÃO DE REGRESSÃO

"Me vejo pequena, sentadinha num jardim, no chão. Tem uma casa, estou na frente da área da casa. Agora entrei, a minha mãe está lavando a louça na pia, eu me sinto muito sozinha, tenho cinco anos. Estou sentada no sofá, ela está de costas, estou triste porque não tem ninguém para brincar. Fico sentadinha ali, acho a casa muito vazia, muito triste, me sinto sozinha.

Ela me xingou, eu cheguei nas pernas, me disse: "Vá pra lá, chega pra lá!". Eu me afasto, olhando para trás. Estou fora da casa, paradinha, olhando a casa, sozinha. Ela está sempre de lenço amarrado na cabeça, falando, andando para lá e para cá, com a vassoura na mão. Me pegou pelo braço, me botou sentada na cadeira, ela fica falando, falando... (triste) Ela briga, xinga, é alta, magra, está sempre brigando, xingando, me apontando o dedo. E eu não falo nada, fico quietinha. (com medo)

Estou na mesa, sentada, sozinha, ela botou um prato, estou comendo, mas sempre assustada. Saí pelos fundos da casa, tem mais peças atrás, estou ali parada, olhando, sozinha. Sentei numa pedra, tenho medo. Lá atrás tem um quarto escuro, ela me pegou pelo braço e me botou lá naquele quarto, estou deitadinha, numa caminha. (infantil)

Tudo é muito triste, muito silencioso. Estou brincando com um gatinho agora. Ela caminha de um lado para o outro, lembra a minha mãe (atual). É em 1895, acho que é Japão.

Me vejo caminhando em um jardim, tenho oito ou nove anos. É a mesma casa, ela está sempre trabalhando, de um lado para o outro, ela não conversa comigo. Não vejo pai nem irmãos, eu tenho uma alegria trancada, quero brincar, estou sempre olhando para ela para ver se fala comigo, se me dá atenção. (triste)

A casa é estilo chinês ou japonês, algo assim. Vejo abajures, a roupa dela também é daquele tipo até o chão, todo enrolado na pessoa. Estou brincando sozinha no jardim, chegam duas crianças vestidas daquele jeito de japonesinhos, estamos correndo, brincando, agora fico alegre, me sinto feliz. A menina me botou o chapeuzinho dela, mas agora eles vão embora, estou muito triste, fiquei ali parada, sozinha.

Vejo um homem bem gordo, feio, sentado na sala, é parecido com meu ex-marido, ele me olha, o rosto dele é todo inchado. Está almoçando, eu também estou ali, a mãe serve e fica caminhando. Ele é muito feio! Já está saindo, não sei se é o meu pai lá, mas ele não mora conosco. Fui espiar na porta dos fundos, por onde ele saiu, mas não me deu importância.

Novamente estou sozinha. Fico ali na frente da casa, sentada, não estudo, não vou para o Colégio, não faço nada. (triste)

Já estou adulta, dentro daquela casa, não fazendo nada, a mãe sempre nas mesmas lidas. Parece que estou costurando agora, uma máquina de mão, me sinto como aprisionada dentro daquela casa, não tenho amigos, nunca saio.

Aquele homem está lá. Vem de vez em quando, ele não conversa comigo, só me olha de canto, a mãe também não fala, só briga, só reclama. Não sei se estou sentada no colo dele, eu sou bem magrinha, frágil; ele é gordo, feio, estou sentada na perna dele. Botei a mão atrás no pescoço dele, estamos conversando, ele vem por cima de mim, mas ele é muito feio! Eu não tenho defesa, fico ali parada, ele faz sexo comigo, tenho nojo, mas não faço nada, não sinto nada. Agora ele sai, parece um animal, me sentei e fiquei, ele vai saindo, tenho uns dezoito anos, sou bem fraquinha. (impotente)

Agora já tenho uns trinta anos. Ainda estou naquela casa, sozinha, não vejo mais aquele homem, nem minha mãe. Eu me sento lá na frente e fico olhando, me sinto como uma prisioneira. Eu não faço nada, sempre em casa, não saio, sempre ali, não tenho amigos, sou muito triste. Caminho de um lado para outro, costuro, sento, levanto, vou lá na frente... (passiva)

Agora já sou uma velha, sozinha, sentada, um vestido comprido, um pano na cabeça, o queixo apoiado na mão, triste. Morri ali, sozinha, deitada. Estou do lado do meu corpo, eu vou voar, já me sinto melhor, vejo o lago lá embaixo, uma cidade, muitas casas, luzes. Tem dois seres segurando minhas mãos, estou lá em cima voando, estamos no alto. Vejo uma nuvem branca, o céu azul, eles me levaram lá para cima, agora ficaram e eu entrei, é uma espécie de planície.

Tem muita gente, muita luz, tem uma luz mais forte que as outras se aproximando. É um homem, parece um santo, é Saint Germain! (chorando) Ele diz que eu chamei por ele (emocionadíssima), que estou recebendo a Chama Violeta. Eu o vejo e os anjos dele, todos de azul, fazendo uma roda em volta de mim, eles estão sorrindo. Ele me diz que preciso ser mais firme na fé, que todos os problemas serão resolvidos, mas eu tenho que ser mais firme, que eu sou uma pessoa forte, mas não uso minha força, me diz para levantar e andar! Mas eu não me sinto forte para isso... (chorando emocionada)

É muito gostoso estar aqui, a luz é muito linda. Ele diz que estará sempre comigo, que eu vou conseguir ser feliz, ser forte, superar as barreiras, que essa energia que estou recebendo através da luz violeta vai me dar mais confiança, mais coragem, mais paz. Diz que ali é o meu Templo, quando eu quiser, é só orar e ir para lá."

COMENTÁRIOS

Pergunto se há diferença entre ela, no Japão, há cem anos e ela hoje? Claro que lá ela não tinha grandes opções e aqui casou, tem filhos, netos, trabalha em uma loja, etc. Mas, dentro dela, ainda está lá, ainda é ela de lá! A nossa "casca" muda de uma encarnação para outra, mas continuamos o mesmo, é a nossa Personalidade Congênita, que só muda quando nós a mudamos durante a encarnação. Mas a maioria de nós acha que é tímido, medroso, inseguro, triste, etc., por culpa da infância, do pai, da mãe, do marido, da sociedade, etc.

Muitos de nós ainda somos praticamente os mesmos de séculos atrás, só viemos mudando de corpo físico, encarnação após encarnação. Uma moça me dizia sentir-se parada, imobilizada, sem iniciativa. Não conseguia sair do lugar, fazer o que gostaria de fazer e, na regressão, viu-se no século passado como uma menina paralítica, deitada, imobilizada, sem possibilidade de locomoção... Tem um outro caso de um rapaz que se afirmava introvertido, fechado, triste, com saudade de alguma coisa indefinível e que se viu no Peru em 1782 como um serviçal de uma mulher tirânica, em um local do qual não podia escapar, triste, impotente e com muita saudade de sua esposa que havia sido levada por um homem muito poderoso do lugar...

São numerosos os casos que tenho visto semelhantes a esses. Não adianta buscar na infância atual a explicação, a origem desses sentimentos e modos de ser, pois não está aí a causa, a origem, e sim a pessoa "ainda é" aquela da(s) outra(s) vida(s) e pode ser desconectada de lá através das regressões.

Muitas pessoas vão e voltam na sua vida diária, no seu cotidiano, dessa encarnação para outra passada, em regressões espontâneas, e quando "estão lá", é como se, em seus pensamentos e sentimentos, ainda estivessem lá. É a Personalidade Subliminar da qual fala o Dr. Eliezer Mendes. Muitas pessoas fazem essas "viagens inconscientes no tempo", alguns eventualmente, outros frequentemente, mas não percebem isso porque estão aqui, envolvidas com os fatos dessa vida atual, mas na verdade, estão lá... Todos nós fazemos essas idas e vindas. Existe um "fio energético" que nos prende e nos leva para lá de vez em quando ou frequentemente, e aí sentimos, pensamos e agimos como quando lá. Estamos nessa vida e estamos em outras, ao mesmo tempo.

Tenho um rapaz em tratamento que vinha sendo tratado como "paranoico", porque acreditava que estava sendo perseguido. Estavam seguindo-o no seu local de trabalho, na rua. Trancava-se em casa, não atendia ao telefone, não abria a porta. Ele, realmente, numa encarnação passada, foi perseguido e então, quando volta no tempo, dentro de si, ele vai para lá e estão realmente seguindo-o, perseguindo-o... Mas é lá e não aqui! Então, ele não é louco ou paranoico, não está ouvindo vozes. As vozes são reais, mas elas são de lá, ele não está inventando pensamentos, ele está lá e aqui!

Para os que estão lhe olhando de fora, ele é louco, mas para a Psicoterapia Reencarnacionista é uma pessoa em desequilíbrio, que vive duas vidas simultaneamente. Quando ele está lá, a sua "casca" está aqui, mas dentro dele, está lá. Em Centro Espírita, ele está realizando um trabalho de desobsessão. Vamos continuar a investigar seu Inconsciente, para sabermos onde mais ele está... Essa é a Psiquiatria do próximo milênio. Nas consultas, ele recebe a minha orientação de auto-observar-se para detectar quando está aqui e quando está lá, e quando estiver lá deve dizer isso para si e voltar! Ainda não está curado, mas melhorou muito com essa percepção do seu medo de perseguição ser real, com a desobsessão e a terapia com Florais para seus pensamentos. Trato uma menina que lida com seu pai de hoje como ele era há séculos atrás, numa época em que ele era muito diferente de hoje; ela está mais lá do que aqui... Atualmente, ela já me informa nas consultas onde tem andado mais, se lá ou aqui. O pai também se trata comigo. Ele realmente evoluiu muito de lá para cá, ela, no entanto, necessita desligar-se do seu passado transpessoal para prosseguir em sua evolução. É uma excelente médium, mas precisa viver apenas essa vida e não duas simultaneamente. Mas, às vezes, algumas pessoas não estão vivendo duas vidas ao mesmo tempo, estão vivendo três, quatro, cinco, e vão, e voltam, vão, voltam... Olhando de fora, estão aqui, mas lá dentro... São as pessoas instáveis, com mudanças repentinas de personalidade, os bipolares...

Bem, voltando ao caso, o diagnóstico dessa senhora da regressão é que ela apenas trocou de "casca", pois ainda está lá, no século XIX, no seu modo de ser passivo, omisso, sem força, sem coragem, sem vontade, sempre só e trancada dentro de si, sempre infeliz, mas sem realizar nada que realmente a alegre, sempre morrendo, sem oportunizar-se a vida! Muitas pessoas têm uma esperança vã de que a sua vida vai melhorar magicamente, que as coisas vão mudar por si só e infelizmente necessitam do sofrimento para aprender a lição de que devem construir a sua própria vida, como se constrói qualquer coisa: com arte ou não, com carinho ou não, com alegria ou não.

O seu encontro com Saint Germain, receber a vibração da Chama Violeta, saber que tem a possibilidade de ser ajudada por Seres de tão elevada hierarquia, poderá catalisar a sua mudança. Ela é do signo de Áries e, portanto, possui dentro de si essa grande força que o Mestre lhe falou, mas necessita libertar-se do egocentrismo, do sofrimento e romper as couraças energéticas que tem acumulado, talvez há centenas de anos, e que lhe criam a ilusão de estar presa, amarrada, impossibilitada de agir. Na verdade, a sua cura só ocorrerá quando descobrir que essas crenças sobre nós mesmos são apenas crenças, criações mentais que trazemos de muito tempo atrás, de outras encarnações, em nosso modo de sentir e reagir aos fatos.

9
A TRISTEZA, A DEPENDÊNCIA, A MELANCOLIA
F.D.L. 30 anos, sexo masculino, Advogado

Não me sinto adaptado a essa época. Não consigo ser feliz, só quando estou ocupado, trabalhando, senão fico entediado, meio deprimido. Sou o filho mais moço. Minha mãe era muito autoritária, pouco carinhosa, acho que é por isso que tenho essa tristeza dentro de mim. Tive uma namorada a qual não consigo esquecer, não deu certo. Ela é muito alegre, sociável, gosta de festas, muita gente, e eu não gosto de barulho, música alta, de bares, gosto de música clássica, ópera, Filosofia, História. Sou meio rabugento. Ela me fazia sentir mais alegre, mais disposto, sofri demais quando terminou, pensava até em morrer! Me falta alegria, tenho uma tristeza lá dentro.

1ª SESSÃO DE REGRESSÃO

"Vejo uma menina num quarto, com um vestido bordado, a casa tem dois pisos, é uma casa rica. A porta do quarto está aberta, dá vista para um grande jardim, tem um lago. A mãe da menina está ajudando-a a pentear-se. Vai haver uma festa de aniversário. É de dia, tem muito sol, há mesinhas no jardim, bem próximas à casa. Tem muita gente importante, muitos casais, não há crianças, a menina está bastante séria, ela não gosta de usar todas aquelas roupas, é sua festa de aniversário, vai fazer 10 anos. A mãe dela é morena, tem cabelo crespo, está ajudando a menina a preparar-se para descer ao jardim. (triste)

O ano é ao redor de 1890. A casa é imensa, branca, há muitos convidados de trajes finos, roupas formais, todos muito bem arrumados. Ela está lá fora, no jardim, passando nas mesas. Acho que essa menina sou eu, pois vejo a parte externa da casa e o jardim de inverno lá dentro, pelos olhos dela. Ela está cumprindo a obrigação de chegar em cada mesa, conversar um pouquinho, apresentar-se. O pai dela é um banqueiro, é totalmente calvo, bem mais velho do que a mãe. Parece que ele aproveita a oportunidade do aniversário para convidar essa gente.

Ele não tem muita intimidade com a menina. A amizade dela é maior com a mãe. Ele pede que ela se comporte, fique toda arrumadinha ali. Ela quer que termine logo, a festa é mais para o pai do que para ela. Vai até o lago jogar umas pedrinhas na água e sua mãe vai buscá-la, pedindo que volte, mas entende que ela não está gostando. O nome da menina é Susan. Ela acaba conformando-se com a situação.

A menina não vai à escola. Tem professores em casa, mas ela queria ver outras crianças. O pai dela prefere assim, ele não é mau, só é distante, viaja muito. Há um piano escuro na sala, um senhor de cabelo branco, idoso, que ensina a menina, mas ela não se entusiasma com as aulas. Há uma lareira, um tapete grande no centro da sala, uma mesa de tamanho médio. Ela é meio indiferente, faz o que tem que fazer. Gostaria de ver mais gente, outras crianças. Parece que ela tem vontade de reivindicar isso, a mãe é amiga dela, mas acha que ela tem que aceitar, por enquanto. (conformado)

É noite, está nevando, a menina corre para um sofá vermelho amarronzado, encostado na janela. Ela está feliz nesse dia, a mãe está na sala com ela, costurando alguma coisa. Eu sinto a alegria dessa menina.

O pai parece ser apenas o provedor daquilo tudo, mais nada. A mãe parece uma pessoa muito boa, de bem com a vida, explica que quando fizer catorze anos, irá para um colégio. A menina se resigna com a situação, na expectativa de mais alegria em breve, pois isso não estava tão distante assim. Parece que ela não tem nenhum tipo de entretenimento, só vêm os amigos do pai, da mãe, não tem bonecas. Seu quarto parece um quarto de senhora, é como uma prisioneira da casa. (entediado)

Ela se sente muito só, não queria ficar só nos estudos e nas conversas com a mãe, embora goste muito dela. Quando sai, é dentro da fazenda, dos limites. Ela fica pensando quando irá ver outras pessoas, como vai ser, mas não tem forças para rebelar-se. Ela aceita, fica só pensando, parece que é muito introspectiva.

O pai da menina chegou de viagem, num carro preto, muito antigo. Ele tira o paletó para pegar a menina no colo, ela estava no jardim, jogando pedrinhas no lago. Ela está sempre de branco, o tempo todo arrumada, com fita na cabeça. Aparece a mãe, saindo de dentro da casa. Todos entram, vão tomar chá, a menina fica olhando para o pai, o que está contando para a mãe os negócios que ele fez. Ela tem vontade de conhecer outras cidades, ir junto com o pai, fica imaginando se todas as meninas vivem daquele jeito.

Ela tem aquelas horas ali, de estudo, mas o resto do tempo é ruim, sempre lendo. Ela queria sair, ver outras coisas. Conversa com a mãe ou está no lago jogando pedrinhas ou está lendo na cama. Ela lê muito. As empregadas são distantes, a mãe também está sempre em casa, tem apenas uma ou duas amigas.

Chega o momento de a menina ir para a prometida escola. É só de meninas, ali ela encontra mais alegria nas horas vagas. Gosta de andar a cavalo. A escola é grande, tem quatro andares, é escura, acho que é em Preston. A menina está mais contente, estuda coisas diferentes, está descobrindo outras coisas, tem menos tempo livre para ficar aborrecida. Não chega a ter uma grande amizade com as outras meninas, mas elas também não são muito amigas entre si, vivem todas um pouco isoladas.

A menina sai sozinha, vai ver os cavalos sendo domados e ensinados, para o hipismo. Ela está gostando de não precisar estar sempre arrumada como antes. Tem um quarto bem mais simples, mas está adorando viver lá. Ela está se dando bem com os cavalos, participa de competições e até vence uma delas.

Agora ela já está mais velha. Tem uns dezoito anos, está se apresentando em um estádio, ela salta e é ótima, os cavalos gostam dela. As pessoas a chamam de Sue, ela não mora mais no colégio, agora mora com uma tia, numa cidade grande, perto de onde fica o colégio. Ela sonha em um dia ver os cavalos correndo em volta do lago, ela é feliz quando está com os cavalos. Vai bem nos estudos e adora a tia, com quem troca ideias pessoais. De vez em quando, ela vai visitar os seus pais.

Agora ela está mais velha, com 24 anos. É bem alta, magra, dá aula de História para jovens num colégio. Ela se sente bem, tem liberdade, tem a sua atividade, é conceituada, vê pessoas. Ela não se preocupa com namoro, continua sem ter um grupo de amigos, tem apenas os colegas professores, mais velhos, os alunos e a tia com quem conversa, mas está bem assim, é feliz com o que faz.

A casa onde vive é grande, a tia é desorganizada, dá gargalhadas, a moça gosta de chegar em casa e encontrar a tia com várias amigas, não é como era na casa de seus pais, na infância. Mas ela continua séria, vive num ambiente sério na escola, a tia é que é mais divertida, passa alegria para ela, se não fosse a tia, chegaria em casa e iria direto ler.

Agora ela usa óculos, quadradinho, tem aproximadamente trinta anos, a tia está mais velha, meio doente. Ela se preocupa com a saúde da tia, sente uma obrigação de voltar logo para casa no final do dia. A mãe dela também está mais velha, mais cansada, com o rosto mais duro, sorri menos, continua isolada naquela casa, o pai quase nunca está, a mãe parece que parou no tempo. O gramado já não está tão bem cuidado, o lago está sujo, as árvores, antes verdes e fortes, estão desfolhadas e frágeis, está tudo em decadência. O pai está de bengala, aposentou-se, perdeu muito dinheiro.

Convidam a moça para ir lecionar em uma universidade. A tia diz para ela ir, mas não tem quem a cuide e mesmo sendo uma grande oportunidade, ela não vai. Alguns anos depois, a tia fica muito mal, e ela, sozinha, não consegue cuidá-la, então contrata uma enfermeira e aí vai para aquela universidade. Ela agora tem um grupo de professores da idade dela, reúnem-se para tomar café e conversar. Ela já tem alguns fios de cabelo brancos, é meio triste, a maior alegria que tinha, que eram os cavalos, não tem mais, e não tem mais a tia por perto para lhe passar alegria. Ela é tranquila, é exigente, mas não é repressora, apenas deseja que os alunos aprendam o que devem. Ela dá aulas de História, especialmente sobre Roma e Grécia antigas.

Tem uma atração platônica por um professor de Filosofia, mas não tem nada entre eles, é mais uma forte admiração. Seus alunos não são seus amigos, o grupo dela são os professores. Ela não tem vida sentimental ou sexual, não quer nada disso, não está buscando, ou pensa que não. Ela lembra com saudade do tempo em que era campeã de hipismo, mas está bem assim. Escreve para a tia, quase já não vai mais lá. Começa a encontrar bastante aquele professor, ele é também escritor, discutem sobre vários assuntos, é um grande amigo, encontram-se em um café, é uma admiração mútua.

O pai dela morre, ela fica meio indiferente, como se não fosse alguém próximo. A mãe dela morre uns dois anos depois, mas isso não chega a abalá-la. Ela fica triste mesmo é quando morre a tia, fica lembrando dos últimos momentos que tiveram juntas.

Ela morre com 63 anos, ainda dava aulas, mas estava licenciada, em repouso. Morre em casa, na cama, de insuficiência cardíaca, duas pessoas vêm buscá-la, não têm forma definida, como se fossem apenas braços de luz. Levam-na para cima, sobem por um facho de luz em direção às nuvens.

A tia vem abraçá-la. Há pessoas lá em cima esperando outras almas que acabam de desencarnar, vêm por outros fachos de luz. A tia me explica que não morri, ela diz que passarei por uma transição, mas que não vou estranhar muito, que lá também há ensino e eu poderei participar. Há jovens sentados, ouvindo um Mestre, são pessoas que deviam ter feito coisas que não fizeram, estão aprendendo. Eu fui levada para assistir a isso. Tem alguém falando, explicando os níveis do desenvolvimento. O local não tem divisórias, mas é como se fosse uma sala. Tem um quadro, tem cadeiras, mas eu estou de pé, um pouco afastada, com minha tia, ouvindo o que ele está dizendo."

COMENTÁRIOS

Como não ser repetitivo se as evidências sobressaem por si só? Notamos novamente como a personalidade não muda de uma encarnação para outra, a Susan tinha uma forte tendência intelectual, gostava de estudar, era melancólica, reservada, de poucos amigos e a sua alegria dependia da alegria de sua tia. Provavelmente ela tinha um ar aristocrático que hoje ele tem, e ainda é melancólico, reservado, intelectualizado, e dependia da alegria de sua antiga namorada para sentir alegria.

Novamente só se sente bem quando estudando ou trabalhando. Gosta de História, pois lecionava isso naquela encarnação e também de Filosofia, especialidade daquele professor por quem a Susan tinha uma atração.

Certamente se ele tivesse tido contato com cavalos nessa vida atual, teria demonstrado uma aptidão inata para o hipismo, e quem ficar atento para os gostos e talentos que surgem espontaneamente nas crianças, encontrará fortes indícios de suas atividades nas encarnações passadas. Todos nós observamos vocações impressionantes para a música, para a pintura, para a matemática, para os esportes, etc., mas não quero com isso afirmar que, na atual encarnação, essa atividade deva, necessariamente, ser continuada, e sim que devemos permitir que as crianças e os adolescentes escolham por si em que desejam atuar, mesmo que não seja do nosso agrado ou que julguemos irrelevante ou não adequado.

É um grande erro os pais ou parentes exercerem influência no sentido de encaminhar um jovem para a profissão do pai ou da mãe, para um negócio familiar, para uma atividade que gere dinheiro ou status, etc. A intenção pode ser boa, mas os resultados muitas vezes são terrivelmente frustrantes e fazem com que a tentativa de adaptação a uma atividade que não afiniza com o seu íntimo termine por aniquilar a espontaneidade, a alegria de viver e a motivação daquela Consciência reencarnante que pretendia seguir por outro caminho.

Na próxima sessão de regressão, veremos que a Susan anteriormente foi um índio norte-americano entediado, com tendência depressiva, e depois um homem que desencarna extremamente deprimido pela perda da sua esposa, seu grande amor, que mais tarde voltará como a mãe de Susan.

2ª SESSÃO DE REGRESSÃO

"Vejo um índio norte-americano, tem o cabelo preso atrás, está preparando comida no chão, é um peixe. Tem gente em volta, mas ele está sozinho, os outros são bem mais novos, está cansado, velho, enrugado. Os outros estão conversando próximos às tendas, ele está mais próximo de um rio. Sua tribo tem um nome parecido com Cherokee ou Cheyenne, mas não é nenhuma dessas.

Vejo um urso marrom, muito grande, muito feroz, andando em círculos ali perto. Ataca uma índia jovem, rasga uma tenda com uma patada. Tem uma mulher e um bebê, de menos de um ano, ficam paralisados, olhando. O urso arranca a cabeça da mulher com uma patada, com a criança não acontece nada. O animal vai embora levando um braço da índia na boca. Os índios jovens estão reunidos, discutindo como pegar o urso. O índio velho continua lá, afastado, sozinho, está um pouco preocupado também, mas é meio indiferente, não interfere.

A tribo está preparando-se para ir embora dali. É perigoso o lugar, pois não é a primeira vez que um urso ataca. O índio velho não vai, fica ali com a mulher, tem o rosto com rugas bem profundas, laterais, usa uma jaqueta de couro, com franjas. Ele deseja ficar ali, pescando, não se importa se o urso atacar. Ficam ele e a esposa, que está doente, velha, deitada em um tipo de rede.

Agora ela morre, ele a crema, numa armação de madeira. É meio indiferente a tudo. Alienado, não se importa com nada, os outros foram embora, a mulher dele morreu e ele fica ali, não sente as coisas.

Aparece um oficial do exército dizendo que ele tem de ir para onde foram os outros. Não pode ficar ali, estão limitando as áreas. Aí ele vai, sem se importar. Desce o rio, não é longe o lugar para onde os outros foram. Isso é no Arizona, vão fazer uma estrada de ferro do outro lado do rio, logo adiante, e uma pequena ponte de madeira no lugar onde o índio estava. O oficial foi gentil, ele ajuda os índios no novo local, é um espaço bem pequeno que deram para eles viverem, estão sempre sendo controlados.

O índio morre bem velho, meio louco, sentado, enrolado num cobertor, na frente de um fogo. Este índio sou eu, sinto perfeitamente a sua morte, inclusive o movimento do corpo caindo para frente. Encontro logo a esposa, que vem me buscar, mas algo muito curioso acontece: vejo-me muito jovem, bonito e forte, com cabelos negros, e não com a aparência de quando morri. Não entendo o que está acontecendo, a esposa está bem velha, como quando morreu, não me lembro da velhice, nem sequer de que fui casado, ela é que me recorda disso, contando-me inclusive que a cuidei quando estava doente, embora eu também já estivesse velho e perturbado mentalmente.

Lembro as caçadas, os ursos que matei, olho com pena para baixo, a minha tribo está muito reduzida, num espaço pequeníssimo, as tendas grudadas umas nas outras. O grupo está se acabando, vive mal. Quando eu era jovem, éramos muitos e fortes. Eu e minha esposa estamos pairando no ar, somente os dois.

Agora vejo um bebê loirinho. Sou eu, de poucos meses, num bercinho de madeira, uma mulher de avental branco, de vestido, uma touquinha verde na cabeça, uma casa de madeira, muito simples, pequena, é na Alemanha. O bebê está feliz, ele veio trazer alegria para aquela casa. Seus pais eram tristes, sérios, eles têm problemas financeiros. Ele está sozinho no berço, mas está ótimo. Dali enxerga a mãe, ela está ajeitando a casa, tem 36 anos. O pai tem mais de quarenta, é operário em alguma fábrica rústica de ferro. A mãe fica em casa o tempo todo, costurando, varrendo. O pai trabalha na cidade, é um pequeno povoado, e apesar do problema financeiro está feliz agora. A mãe fica sozinha, mas está muito melhor agora, com o nenê.

Estou com quatro anos, sou muito parecido com meu pai. Estou bem vestido, melhorou a situação financeira da família, minha mãe está contente, teve dinheiro para colocar umas cortininhas na janela, ao lado da porta da frente da casa. Tem um cachorro marronzinho, meio esquisito, tem uns patos também. O pai melhorou de situação na empresa, passou a encarregado. Sou bem feliz, divirto-me com o cachorro e com os patos. Meu nome é Tomaz, estou sempre de bom humor, rindo, feliz, vendo minha mãe cozinhar. Ela me leva na missa, a Igreja é um galpão grande de madeira, com uma cruz bem simples no alto.

Agora já me vejo adulto, viro fazendeiro, eu vendo lenha. Estou casado, minha mulher ajuda, temos uma plantação, ela é muito bonita, especialmente o seu sorriso. É morena, de cabelo crespo. Ela era a minha mãe quando eu era aquela professora de História na sessão anterior, não sei se é alguém que conheço nessa vida atual. Somos muito felizes, temos um ótimo relacionamento, somos muito apaixonados. O ano é 1850, aproximadamente.

Eu sou forte, gosto de trabalhar, quero progredir. Ela morre bem jovem de um ataque cardíaco. Vejo-a cair numa poça lamacenta no campo, eu estava cortando lenha, levo-a no colo para casa. Tenho uns quarenta anos.

A partir daí perco minha alegria, o meu sorriso para sempre. Fico sozinho, isolado, abandono a plantação, passo a viver somente com o que ganho com a lenha. Não tenho interesse em mais nada, fico em casa bebendo, só saio para entregar lenha no mercado, e também bebo lá. Só faço isso, estou completamente triste, não tenho nenhuma razão para viver. Chego em casa, bebo, fico sentado numa pequena mesa de madeira, olhando para as paredes. Até que um dia eu morro ali sentado, sem dor, só com uma tristeza profunda.

Estou num tipo de fumaça escura, há Espíritos me importunando, não consigo encontrar minha esposa. Ela está num nível melhor que não posso alcançar. Agora sou levado por um grupo de pessoas que viveram o mesmo que eu, que se deixaram vencer por algo negativo que aconteceu em sua vida.

Um Ser mais elevado está falando para os outros, eu chego no meio da preleção, ele diz que nós não nos demos conta de que era apenas um período de vida aqui, um tempo para sermos felizes, desenvolvermos algo bom. Que nesses caminhos havia provas que não soubemos superar, e um dia iríamos então voltar à Terra para aprendermos isso. Disse que assim que a gente aprendesse algumas coisas, seria permitido visitarmos os familiares desencarnados, mas fica claro que não podemos ficar com eles, que serão apenas encontros e que temos que voltar para aprender mais. O Mestre é um senhor de barba branca, de bata branca, sentado no meio do grupo, todos estão sentados. Agora eu estou ali também, e o que ele está dizendo serve para mim.

As pessoas se levantam e cada um ganha um tipo de lampiãozinho para procurar o caminho, cada um vai para um lado, eu vou em direção à minha esposa, mas ela tem uma energia clara demais em volta que impede de me aproximar, ela sorri ternamente para mim.

Há vários pontos de luz, alaranjados, como pequenos sóis. Eu vou para um deles, é pequeno, distante, lá há pessoas contando suas estórias de quando encarnadas e o que pretendem agora. Há uma sala grande, essas pessoas foram parar ali porque tinham o mesmo lampiãozinho que eu.

Preciso aprender algumas coisas para poder crescer, chegar lá onde está minha mulher, mas tenho que compreender que eu deveria estar agradecido pelo tempo que ela ficou comigo, em vez de ter desistido de viver depois que ela se foi. Ela não era a minha vida, tinha a vida dela e, quando partiu, eu deveria ter continuado a minha. Todos nós lá temos uma estória parecida, somos mais ou menos umas quinze pessoas.

Ganhamos um lampiãozinho maior, para nos dirigirmos a um outro grupo, numa luz maior, vamos enxergando melhor, indo para um foco maior, em fila indiana. Há mais de cem pessoas. Fomos reunidos com um grupo de características diferentes, são pessoas que viveram só para si mesmas, muito materialistas, egoístas, que achavam que a vida se resumia à Terra. O nosso grupo tem muitas coisas a trocar com eles. A lição, juntando esses grupos, é que o meu não deveria ter desperdiçado o tempo que viveu na Terra e o outro não deveria ter vivido como se aquela vida fosse tudo. Uns não deram importância, outros achavam que a vida na Terra era tudo.

Todos ganham um lampião mais forte e vão para um grupo ainda maior, novamente em fila indiana. Estamos todos emocionados, ali aprenderemos muitas coisas e poderemos ser liberados para ver nossos entes queridos, mas algumas pessoas conseguem, outras não. Eu me dou conta de que a minha vontade desesperada de encontrar minha esposa é como um círculo vicioso. Primeiro eu teria que perder o desejo de vê-la, teria que me libertar dessa compulsão, de só querer vê-la e mais nada, e aí então poderia encontrar-me com ela.

Fico bastante tempo nesse grupo e faço muitos testes para ver se estou pronto para vê-la. Tento umas cinco ou seis vezes conseguir a liberação para ir, mas sei que apenas conseguirei quando tiver a consciência de que deverá ser um encontro desprendido, e não como na Terra, tão dependente.

Mas continuo querendo sair logo dali para encontrá-la, não quero passar por todas aquelas luzes para aprender, até conseguir. Aí, de repente, um homem me ajuda, ele intervém por mim e consegue que eu o acompanhe para um outro grupo, a fim de ter mais chances de aprender, com um número maior de pessoas. Eles permitem que eu vá, mas alertando-me que o correto seria mesmo eu ficar até o fim, até conseguir o encontro. Seguimos os dois juntos, ele com um lampião maior, eu com o mesmo que tinha no outro grupo, temos que andar lado a lado, pois minha luz não é suficiente para ir sozinho na fila indiana.

No novo grupo existem cerca de 1.500 pessoas, contam as suas experiências, os encontros com os familiares. Eu fico deprimido por ainda não ter conseguido, penso que talvez fosse mesmo melhor ficar no grupo menor, no qual eu estava. As pessoas dali dizem que seus entes queridos estão melhor do que elas, desenvolveram-se, evoluíram, eu não tenho o que contar. Fico só ouvindo para ver se isso me ajuda a ter o desapego suficiente para ver minha esposa.

Mais uma vez, me dou conta do círculo vicioso em que estou. A ideia é que se tiver desapego suficiente, não vai ser difícil encontrá-la, mas também não mais tão importante... Finalmente me conscientizo de que ela tomará outros rumos, buscará outros caminhos, teremos outros encontros, nos perderemos de novo, vê-la agora se tornou um objetivo menor, não tenho mais necessidade desse encontro."

COMENTÁRIOS

Talvez o velho índio do Arizona em sua juventude tenha sido alegre, forte, bem disposto, mas a tendência congênita de depressão acaba por manifestar-se no fim de sua vida, quando já nem se importa mais com um provável ataque do urso furioso. E certamente espera apenas pelo momento de reencontrar-se com seus ancestrais... É indiferente a tudo, os demais índios vão para outro local, remanejados pelos oficiais do exército americano, que demarcaram (usurparam) suas terras, e ele quer permanecer ali, pescando... E até hoje é assim... Vietnã, Palestina, Iraque...

Sua esposa desencarna e ele quase nada sente, passa a viver de fantasias e, ao desencarnar, acredita ser aquele jovem forte, bonito, com cabelos negros, que caçava, que era feliz. A sua esposa vem buscá-lo para encaminhá-lo ao Plano Astral, onde irá preparar-se para sua nova encarnação, certamente para curar a sua tendência depressiva e melancólica.

E ele quase consegue, na Alemanha é uma criança feliz, um jovem feliz, um homem feliz. Mas somente enquanto a sua tendência congênita não se manifesta, pois na "perda" precoce de sua esposa (que depois virá como sua mãe quando ele será a Susan), revela-se a antiga depressão que traz das outras encarnações e, como o velho índio, morre de tristeza e desalento.

Mas dessa vez o seu erro é maior e a sua frequência vibratória muito baixa não permite que tenha a oportunidade de receber um atendimento tão imediato, caridoso, como das outras vezes, e deve permanecer em estágios sucessivos no Plano Astral, em grupos de estudo de pessoas que cometeram enganos semelhantes.

Os lampiõezinhos a que se refere talvez sejam mesmo pequenos aparelhos utilizados para iluminar a escuridão em que vivem essas pessoas, por sua baixa frequência ou então uma criação simbólica que represente a sua evolução gradativa. O aprendizado em relação ao seu erro vai aumentando aos poucos a sua própria luz.

A descrição desses grupos de pessoas desencarnadas que conversam e discutem seus problemas, seus dramas, seus erros quando encarnados e que buscam soluções sob a orientação de Amparadores, é encontrada em vários livros espíritas, mas esse paciente não tinha essa informação. É interessante observar que ao mesmo tempo em que ele já sabe que deve desapegar-se dessa "perda" e do desejo intenso de reencontrar seu grande amor, não o consegue, pois passa de grupo em grupo, apenas na egoística esperança de, um dia, reencontrá-la.

Eu gostaria de fazer um breve comentário sobre o que chamo de "amor de barriga" que, embora seja o amor que a imensa maioria das pessoas acredita e sente, não é um verdadeiro amor, pois se vincula ao chakra umbilical que, em desequilíbrio, é o centro energético da posse e da dependência. Percebe-se esse "amor" no nosso dia a dia, é o "amor" que todos sentem e procuram, e é intensamente incentivado pelas novelas, pelas letras das músicas românticas, etc.

E então se afirmar que isso não é amor pode parecer um disparate, mas a verdade é que não é mesmo. O amor verdadeiro é o do chakra cardíaco, o incondicional, o que não espera retorno, o que não exige nada, o que não quer possuir nem depender e que apenas dá porque sabe que o ganho da doação é muito maior que o do retorno. Esse é o amor dos santos, o amor crístico, o amor puro e real, mas que, infelizmente, ainda não consegue ser exercido por nenhum de nós, com raríssimas exceções, como Chico Xavier, Teresa de Calcutá e poucos outros. Alguns Seres muito iluminados que aqui encarnaram, como Jesus, Buda, Krishna e outros, deixaram a mensagem desse verdadeiro amor, mas, infelizmente, a semeadura ainda não produziu resultados.

O cordão umbilical que é cortado pelos obstetras logo após o nosso nascimento, na verdade o é apenas fisicamente, pois, energeticamente, permanece geralmente por toda a vida, nos unindo neurótica e doentiamente aos objetos do nosso desejo, a quem pretendemos dominar e possuir ou a quem necessitamos que nos domine e nos possua.

Temos chamado a isso de amor, mas não é. Desde pequenos acreditamos que isso é amor porque o vemos em nossa família e em todos os lugares, e a maior parte das nossas doenças decorre desse terrível engano. A rejeição, o abandono, a tristeza da perda, são sintomas do amor umbilical e essa é a lição que esse paciente, em sua vida no Plano Astral, antes de reencarnar, precisou aprender. E lá deve ter aprendido, mas aqui se percebe novamente repetindo o mesmo erro ao não conseguir ser feliz pela "perda" daquela antiga namorada, devido à sua melancolia congênita e dependência da alegria de outra pessoa.

Na verdade, ao ser encaminhado àquele grupo dos materialistas egoístas, deveria ter percebido que ter necessidade de alguém é um sinal de egoísmo, pois é querer alguém para si, é viver em função de um desejo para a sua carência ou o seu prazer. É acreditar que possuir algo ou alguém é mais importante do que doar, é crer-se mais importante do que o todo, é aprisionar-se dentro dos limites patológicos do seu próprio ego e essa é a maior causa da doença do ser humano, em todos os níveis — no mental, no emocional e em suas consequências físicas, mas principalmente em nível espiritual, pois obstaculiza a principal finalidade da reencarnação: a libertação, principalmente de nós mesmos e de nossas ilusões.

10
A REJEIÇÃO, A INSEGURANÇA, A RAIVA
A.M., 31 anos, sexo feminino, Estilista

Eu sofro muito quando sinto que me rejeitam, quando me abandonam. Tenho sempre me envolvido com homens mais velhos, eles me dão segurança, mas depois não dá certo e eu não consigo terminar. Tenho muita insegurança, se a relação ameaça terminar, fico tremendamente mal, vem uma tristeza muito grande, dewpois muita raiva, falo o que vem na cabeça, sou muito explosiva, perco o controle, depois começo a achar que não sou nada, que sou insignificante!

Gosto de ajudar as pessoas, quero que sejam fortes, corajosas para lutar, mas quando elas ficam bem e não recebo uma retribuição, um agradecimento, não me telefonam, às vezes nunca mais aparecem, começo a sofrer pela indiferença, pela ingratidão. Aí me tranco em casa, entro em depressão, não quero mais viver! Fico muito tempo assim, me sinto rejeitada, fico só pensando que ninguém gosta de mim. Meu problema é rejeição!

SESSÃO DE REGRESSÃO

"Um barco, muita gente apavorada, todos gritando, fugindo, estamos descendo do barco, estou perdido, perdi minha mãe, meu pai, não os vejo. Sou um menino, sete anos, meu nome é Tomas. Estou perdido, não sei para onde ir, as pessoas estão apavoradas, correndo. (assustada)

Uma explosão! (assustada) E eu não acho a minha mãe, não sei para onde ir (chorando), estou caminhando, tem umas casas velhas, tem uma ponte, ninguém me ajuda (muito triste), agora não tem mais ninguém, estou com fome. (desalentada)

Tem um velhinho, ele está cozinhando, é pobre, está na rua também, ele me dá de comer, estou perdido.

É uma guerra, na Itália, 1700 e alguma coisa. Eu vou ficar com ele, estou com medo, vou dormir. Agora eu vejo que a minha mãe está me procurando pelas ruas, mas o meu pai não quer mais continuar, está com medo das explosões. Eles brigam, ele quer ir embora, ela quer se soltar dele, mas não consegue. Eles estão indo embora. Eu fiquei dormindo. (muito triste)

Está frio, estou com o velhinho, ele me dá um abrigo, é meu amigo, estamos juntos, nos aquecendo. Ele tem que procurar um trabalho, não tem mais casa, a casinha dele explodiu. Ele vai trabalhar, eu vou junto, tem barcos, peixes, é num cais, estou trabalhando com ele, coloco os peixes numa caixa, é para vender em outra cidade, tem muita gente trabalhando.

Eu não gosto, tem muitos homens de cara feia, eles são mal-educados, falam palavrões, cheiram mal. (cara de nojo) Riem de mim, falam que eu sou uma mulherzinha por causa da minha roupa, uma calça verde, bata marron, tem um colete de lã, um casaquinho, eles riem do meu jeito, eu sou delicado, sou respeitoso.

Estou sempre com ele, vai trabalhar, eu vou junto, fico sentado nas caixas, estou sempre olhando para ele. Eu queria ir para a Escola, mas não vou, lá eu ia. Estou chateado, eles me deixaram, não gosto mais do meu pai, ele me deixou. Quero desenhar, não tenho papel, estou cansado, quero ir embora, estou esperando meu amigo, ele me traz papel para desenhar. Quero ir para um lugar mais bonito, ele tem que trabalhar, eu tenho que ficar ali, não tenho aonde ir, não tem criança para brincar, só gente grande. (triste)

Ele quer me levar para a casa de uma amiga dele, não quero ir, eu gosto dele, a gente dorme num quarto, numa casinha. Ele quer que eu vá, diz que vou poder estudar, eu vou. É uma senhora gorda, usa lenço na cabeça, é boa, eu fico ali, gostei dela, ela faz pão, trabalha muito, vende pão, eu ajudo.

Eu vou para a Escola, as crianças são boas, querem brincar, mas eu não quero brincar, gosto mais de desenhar. Eles brincam, eu desenho, quero aprender a ler, quero estudar, não quero brincar. As crianças falam que eu sou esquisito, eu não quero brincar com eles, não tenho amigos, fico mais sozinho. (pedante)

Eu gosto da senhora, ela é boa, gosta de cozinhar, eu me sinto bem, ela gosta de mim. O velhinho não apareceu mais, eu estou melhor com a senhora.

Agora é mais tarde, tenho 32 anos. Estou trabalhando num jornal, em 1746, a cidade é Remini. Ainda moro com a senhora, mas não a deixo mais trabalhar. Sou forte, gosto das minhas mãos, são lindas. Eu escrevo, gosto muito de ler. Eu não quero namorar, tem muitas mulheres atrás de mim, mas não gosto delas, são muito comuns. (orgulhosa)

Ela fala que vai embora, vai morrer, que é para eu casar. Eu não quero casar, não encontro uma mulher como eu quero, inteligente, delicada, bonita, educada. Ela morre, eu não estou triste, estou aliviado porque ela estava muito doente, cansada.

Eu vou morar lá no jornal, lá em cima, fico morando sozinho. Eu trabalho, só trabalho, o tempo vai passando, eu trabalho sem parar, o tempo todo. (aborrecida) Eu me sinto bem, gosto de trabalhar, de ler, de escrever, não sou alegre, mas me sinto bem. Não tenho amigos, eu não encontro pessoas como eu gosto, eles falam besteiras, não são educados.

Agora estou mais velho, ainda lá, sou feliz, mas não sou alegre, não me sinto sozinho, eu gosto, os livros são meus amigos. Estou doente, está doendo o meu peito, o coração, acho que vou morrer, morri! (suspira) Estou em cima do corpo, me sinto melhor, eu vou embora, me sinto muito leve, não vejo nada, não tem nada, tudo branco, mas tem uma luz muito forte, é uma pessoa, um homem bem velhinho, é o meu amigo! (surpresa) Ele me pega no braço, me leva para uma luz muito maior. Entramos, vamos caminhando, tem grama, árvores, estou caminhando, tem muita gente aqui, estão passeando, conversando.

Agora mudou, estou numa praça, brincando, sou uma menina, tenho uns cinco anos, meu nome é A., meu pai está me olhando, mas estou muito assustada, meu pai foi embora, eu não acho ele! (apavorada) Estou procurando, estou com medo! Ah! Ele apareceu (suspira), estava escondido atrás de uma árvore. Eu não gosto mais dele, porque ele se escondeu, eu não preciso mais de pai, ele quer brincar de se esconder, mas eu não gosto mais dele! (com raiva)

Eu vou para casa, minha mãe está lá, eu tomo banho, vou dormir. Estou segura em casa, não vou mais brincar com o pai, ele se escondeu, eu não gosto dele se esconder, eu me senti sozinha, eu não gosto mais dele, só gosto da mãe.

Vou para a Escola, as crianças não gostam de mim. Eu não quero emprestar as minhas coisas, quebram meus lápis, quebram minhas coisas, fico furiosa! Eu não quero mais ir à escola, quero mudar de colégio. Eu mudo, lá é bom, as meninas são boas, não precisa emprestar nada."

COMENTÁRIOS

Observamos como um fato aparentemente sem importância nessa vida, em sua infância – o seu padrasto ter brincado de esconder-se – fez com que ela criasse uma "ponte" com aquele fato traumático do século dezoito e reforçasse o seu sentimento congênito de abandono e rejeição. Evidentemente, nessas duas ou três encarnações, desde aquela que vimos até a atual, ela ainda não conseguiu libertar-se dessa maneira de sentir, pois ainda traz o Tomas dentro de si.

O caso dessa senhora é semelhante a tantos outros que tenho visto: houve apenas uma troca de "casca" de uma encarnação para outra, mas lá dentro, nos pensamentos e nos sentimentos, ela continua igual. Cada vez que alguma situação aciona seu sentimento de rejeição e abandono, ela regride para aquela vida e aí ela "é" o Tomas. Mas como atualmente ela é a A., uma mulher muito bonita, inteligente, independente financeiramente, que não teve nenhum fato traumático, aparente, em sua infância – que explique tanto sentimento de abandono e rejeição – como tratá-la, a não ser com uma Psicologia que aborde as suas vidas passadas?

O fato de ela ter se apegado tanto àquela avó em sua infância atual, obviamente foi por ainda ser o Tomas relacionando-se com aquela senhora. E ter decretado, naquele incidente na infância atual, que não gostava mais do seu pai (padrasto) porque ele se escondeu dela, é claro, deve-se ao abandono que sentiu quando seu pai, naquela vida, "escondeu-se" quando se perdeu dele e desistiu de procurá-lo. Relacionar-se preferencialmente com homens mais velhos é a busca inconsciente daquele amigo velhinho que o protegeu e que acabou reencontrando no Plano Astral após desencarnar.

A explicação para ter visto seus pais o procurando enquanto dormia, naquela vida, é a projeção astral, ou seja, o seu corpo físico estava dormindo, mas a sua Consciência, no corpo Astral, foi procurar seus pais e os encontrou, mas, claro, estava invisível... Contudo, pôde escutar suas conversas, sua mãe querendo prosseguir na busca, seu pai com medo, querendo parar e daí vem a rejeição e a raiva que persiste até hoje. Quando seu padrasto, nessa infância, escondeu-se atrás de uma árvore, de brincadeira, ela criou uma ponte e reconectou o Tomas!

Talvez muitos casos de psicose possam ser enquadrados nessas voltas no tempo, mas nesses casos, o doente vai para lá e fica... A maioria de nós vai e volta, sem saber, mais ou menos vezes, em seu cotidiano.

Percebam que ela gostava muito de desenhar naquela vida, adorava suas mãos, tinha muita sensibilidade e criatividade. Procurava uma mulher que fosse delicada, inteligente, sensível, educada, pois não gostava de pessoas mal-educadas, grosseiras e na vida atual ela é delicada, educada, inteligente, sensível, e trabalha como estilista, desenhando e criando com suas mãos. Mas quando algum fato a conecta ao seu passado, ao Tomas, vem a rejeição, o abandono e a raiva decorrente disso, e aí ela perde o controle, xinga, briga, etc. O nosso trabalho terapêutico está endereçado para a sua auto-observação, quando está aqui como A. ou quando está lá como Tomas, além das essências florais para ajudá-la a curar-se disso.

No livro Corpos da Alma, da autora americana Chris Griscon, encontrei uma explicação semelhante para a esquizofrenia, em que ela cita exemplos de pacientes que estão vivendo as suas personalidades de outras encarnações. Acredito que nós, os "normais", vamos e voltamos muitas vezes durante a encarnação, para nossas encarnações passadas sem grandes transtornos, mas os chamados esquizofrênicos, paranoicos, bipolares, vivem algumas vidas simultaneamente e/ou ficam presos lá atrás. Acredito que essa será a maior revolução na área psiquiátrica para o próximo Milênio, além, claro, da atuação dos espíritos obsessores que estão sempre por aí, de olho na gente, entrando pelas brechas, interferindo em nossos pensamentos, falando, "aconselhando", chegando, ás vezes a dominar completamente uma pessoa. Em um outro livro "Doutor, eu ouço vozes!" falo sobre isso.

Meus colegas psiquiatras, meus irmãos psicólogos, vamos nos abrir para a realidade espiritual, a Reencarnação, as influências negativas... Os doentes mentais precisam que acreditemos neles.

11
O Isolamento, a Falta de Rumo, a Autorrepressão
D.P., 22 anos, sexo masculino, Estudante

Tenho uma timidez excessiva, uma fobia social, chega a me dar taquicardia estar com pessoas. Se alguém senta do meu lado no ônibus, me incomoda. Sou caseiro, sou muito reservado, muito fechado. Me sinto um solitário! Ainda não encontrei meu rumo, não sei se essa faculdade é o que eu quero fazer. Não me sinto daqui, sou diferente, não me encaixo.

1ª SESSÃO DE REGRESSÃO

"Um relógio, numa torre grande, antiga, de números, é em Londres, mais ou menos 1800. Vejo um policial na rua, caminhando, vigiando, vejo pessoas, carruagens, eu sou filho dele, sou pequeno, tenho uns quatro ou cinco anos.

Estou em casa agora, tem uma empregada, ela é negra, gorda, a casa é antiga. São várias de dois andares, uma grudada na outra. Acho que a nossa é azul. Meu pai está trabalhando, a minha mãe eu não vejo, acho que ela morreu, não tenho certeza. Meu nome é Allan, o do meu pai é Peter, é o mesmo pai de hoje.

Ainda sou pequeno, estou sempre sozinho, só fico em casa, a empregada é que cuida de mim. Eu só fico esperando o meu pai chegar em casa, mas somos distantes, ele trabalha demais. Eu estou na janela, parado, esperando ele chegar, estou de pijama branco, com bolinhas pretas, mas ele sempre chega tarde e eu já estou dormindo.

Eu acordo de manhã, tomo café, passo o dia inteiro sem fazer nada, esperando. Agora estou ali, brincando, sozinho, de camiseta branca, de manga comprida, de bermuda azul. Parece que ele gosta de brincar sozinho, está acostumado, o pai não deixa sair sozinho, só quando a empregada vai comprar alguma coisa.

Meu pai agora já está velho, tem cabelo branco, está meio careca, com cabelo só atrás. Está sentado numa cadeira, bem velho mesmo, estou cuidando dele. (sério) Tenho quase trinta anos, é a mesma casa, estamos lá em cima.

Agora me vejo saindo de casa, bem arrumado. Trabalho numa farmácia, eu que a abro, vejo escrito Pharmacy (soletrando), não sei se ela é minha ou se trabalho para alguém. Eu atendo as pessoas, mas estou preocupado com meu pai. Ele está muito velho, não tem mais ninguém, só eu. Acho que nunca me contaram direito sobre a minha mãe, não lembro. Eu era muito pequeno, meu pai me disse que ela morreu num acidente, que ela era desligada e foi atropelada por uma carroça atravessando a rua, mas isso me contaram... Não sei, foi antes de eu ter cinco anos.

Vejo uma garota que ele atende, acho que gosta dela, eles sempre conversam quando ela vai lá. Ela é loira, ele a acha muito bonita. Tem alguém cuidando do meu pai quando eu não estou, é uma enfermeira, dessas que cuidam, acho que é minha irmã (atual), mas ela não era da minha família naquela vida.

Eu caso com aquela loira. Eu queria que meu pai estivesse no casamento, mas ele já morreu. Eu não quero mais morar naquela casa, foi lá que o meu pai morreu, eu vou morar em outra casa, não é na cidade, é um pouco afastado. Tem muitas árvores, a casa tem uma cerca branca de madeira, eu vivo lá com a minha esposa, o nome dela é Mary. Ah! Nessa vida eu já a vi algumas vezes, nós fomos juntos para a Disney, mas não somos amigos, de vez em quando eu passo por ela na rua. (sorrindo)

Lá nós temos dois filhos, são meus primos! (atualmente) Parece que somos bem felizes. Eu trabalho na farmácia, dá um bom dinheiro, dá para viver bem. Meu pai me deixou algum dinheiro e a venda da casa deu para comprar essa aí. Eu dou bastante atenção para os dois, não queria ser como meu pai que não me dava atenção por causa do trabalho. Eu abria a farmácia às nove e fechava às seis. Dava tempo de chegar em casa e ver a família. (responsável)

Estou ficando velho também, de barba, o cabelo branco, um velho até bem saudável. Parece tudo bem, os guris estão indo na escola, a Mary já está mais velha, os dois estão na escola. O mais velho é mais estudioso, o mais novo estuda, mas nem tanto, ele é mais malandro, o mais velho é mais sério. A minha esposa é uma pessoa muito boa, alegre, simpática, eu sou preocupado com a família, em dar atenção para os filhos, em manter o padrão. Tenho a farmácia, quero que o mais novo continue cuidando da farmácia. O mais velho vai para a faculdade, mas aquele é malandro, acho que ele não quer...

Vejo que morri, é como se eu estivesse enxergando meu corpo de cima, a minha esposa está chorando, meus filhos estão tristes, chorando, em volta. O meu corpo está na cama, eu estou enxergando eles, também estou triste, mas vou ter que deixá-los.

Agora estou do lado, atrás deles, eles não me veem, vejo a minha mãe e o meu avô, estão sorrindo, eles me dizem: "Vamos, vamos!", mas eu queria ficar ali com a minha família. Eu vou, sigo com eles para uma luz, é muito clara, tem muita claridade, eu nunca tinha visto tanta claridade! Eu me sinto muito bem, é um outro lugar, não é aqui, a gente sente muita paz. Eu sinto uma paz interior, ficamos lá, mas parece que é como aqui. Não vi meu pai lá, a minha mãe é a minha mãe mesmo (atual), o meu avô é o pai da minha mãe.

Estou sentado debaixo de uma árvore, na grama, tem um lago, tem muita gente, mas eu não conheço. Eu me sinto bem, tranquilo, muito calmo, uso uma roupa branca. Todos são felizes e sorridentes lá, acho que estou esperando nascer de novo, tem um velho que fala comigo, o Ariel, ele é calmo, tem cabelo e barba branca, me parece ser muito sábio. Diz que eu preciso voltar, corrigir alguns defeitos, me diz que eu sou muito sério e muito só, que preciso me descobrir mais, me abrir, que não atentei para a parte espiritual, que eu tinha que crescer mais espiritualmente. E tenho também a missão de ajudar a minha família, o meu pai, a minha mãe, a minha irmã, a crescerem espiritualmente, mas eu também. Diz que preciso me relacionar melhor com as pessoas, me abrir mais, sair de dentro de mim. Essa vida que ele está falando que eu vou voltar é essa de agora.

Agora estou num lugar, parece como um ovo branco, vai crescendo, estou ali desde que esse ovo era bem pequeno, ele vai tomando forma, uma forma de bebê. E é bom estar lá, é bom dentro da barriga, não queria sair daqui. Eu vejo a minha mãe, está na hora do parto, mas parece que eu estou vendo do lado de fora. Ela sente bastante dor, é no hospital, ela é bem moça, está numa cama. Vejo os médicos, meu pai está bem nervoso, ele está do lado de fora com a minha avó, a minha bisavó e o meu avô, todos estão esperando. Ela sente bastante dor, está difícil de eu nascer, fico olhando de fora, parece que não faço muita questão de sair da posição que estou, de espectador... Mas a minha mãe está sentindo muita dor, aí eu aceito nascer. Eu sabia que precisava nascer, saio gritando, antes eu estava meio indiferente... Nasci! (emocionado)

É legal, mas é muito frio. Me põem de cabeça para baixo, cortam o cordão umbilical, me enrolam numa toalha branca, limpam com uns paninhos meio molhados. Agora estou no colo da minha mãe, todo enrolado. Estou bem tranquilo, eles estão meio abobados, muito felizes, a minha avó está muito feliz, ela me diz: "Oi, gurizinho!" Me fazem muitos agrados.

Eu sou pequeno, tenho quase um ano, engatinho pela casa, mexo em tudo, vou descobrindo as coisas. Agora estou com uns quatro anos, sou um pouco sozinho, de novo, passo o dia inteiro em casa, gosto de ver TV, só eu. Os meus pais saem para trabalhar e eu fico com uma empregada. Quebrei a antena da TV, a minha mãe chegou, ficou muito brava, me xingou bastante: "Olha o que tu fez! Quem te mandou mexer?". Agora ela me pegou pelo braço e me mandou dormir, para eu ficar quieto, não dar um pio! Eu fiquei muito triste, não entendi por que ela ficou tão brava, foi sem querer. (triste)

Uma vez eu fiquei sozinho em casa de manhã. Tentaram arrombar a janela pelo lado de fora, acho que foi um ladrão, mas eu estava dormindo, só soube depois, quando os meus pais chegaram, aí tive muito medo, a minha avó também. A casa dela é do lado da minha.

Comecei a ir para a aula, não gostava de ir, chorava todos os dias, preferia ficar em casa. Eu chorava nas aulas, tinha uma professora que era muito brava, o nome dela é Norma. Eu chorava e ela dizia: "Deixa esse guri chorando!". Tinha um colega meu que tentava me fazer parar de chorar, dizia que estava quase na hora de ir embora, mas não adiantava, eu continuava chorando. Tinha uns seis anos. Eu voltava para casa de Kombi, gostava de voltar para casa, no colégio eu só falava com dois colegas, meus primos, eles que conversavam comigo, eu só chorava, só queria ficar em casa."

COMENTÁRIOS

Novamente observa-se como a nossa personalidade não muda de uma encarnação para outra; morremos e voltamos da mesma maneira como éramos. Naquela vida ele era muito sério, reservado, solitário, muito preocupado, caseiro. Desde sua infância já se mostrava assim. E a sua introversão, que pareceria ser uma consequência de estar na sua infância lá, sempre em casa, com a empregada, sem o pai (trabalhando) e a mãe (falecida), na verdade é uma continuação de um jeito próprio (congênito) de ser, de suas encarnações anteriores, o que veremos na sua próxima sessão de regressão.

Esse rapaz reencarnou para relacionar-se melhor com as pessoas, abrir-se, doar-se mais, não levar as coisas tão a sério, não ser tão reservado, tão preocupado, mas até agora continua sendo o mesmo daquela outra encarnação. E isso é o que observamos rotineiramente.

Observamos também como ele reencarna para curar um defeito seu que não afeta aos demais, ele não é "mau", não faz mal a ninguém, mas evoluir significa curar todas as imperfeições e ser fechado, reservado, é uma imperfeição. Nenhum Santo ou Mestre é tímido e reservado, portanto, quem tiver esse defeito, em seu caminho rumo à Perfeição, deve curar-se disso.

Aquela moça loira que foi sua esposa já está próxima novamente, e talvez até se casem novamente, já foram para a Disneyworld juntos, de vez em quando ele a vê na rua, são as coincidências.

Como todos os casos de regressão, esse também nos mostra que o que morre é apenas o corpo físico, enquanto que a Consciência, na verdade, liberta-se, vai para o corpo Astral e então se encaminha para locais do Plano Astral, onde encontra familiares e amigos já desencarnados que o recepcionam e auxiliam na sua adaptação a essa nova realidade. O velho sábio que ele encontra, o Ariel, encontrará novamente mais adiante. É interessante observar como nós temos Amigos Espirituais que, desencarnação após desencarnação, estão lá para conversar conosco, para nos ajudar a aprendermos as lições, a fazermos uma avaliação dessas passagens pelo Plano Terreno, a percebermos nossa repetição dos mesmos erros e a nos prepararmos para tentar de novo em uma nova encarnação.

Mas as lições aprendidas no Plano Astral, no período interencarnações, permanecem no corpo Astral e, quando encarnados, pelo fato de a nossa Consciência estar, durante o estado de vigília, no nosso corpo físico, não temos acesso a esses dados.

Novamente percebemos a facilidade que o "nenê" tem, dentro do útero, de perceber o que está acontecendo em sua casa, com seus pais e outras pessoas, o que estão falando, fazendo, etc. É importante que todos saibam disso para cuidarem dos seus pensamentos e sentimentos em relação ao filho, irmão, etc., que está lá dentro da barriga, apenas aparentemente escondido.

Numerosas vezes tenho recebido relatos desse tipo, da integração entre o ser ainda na vida intrauterina e a sua realidade externa. Imaginem os danos psicológicos nos casos de rejeição à gravidez, tentativas de aborto, conflitos entre os pais, irmãos, etc., principalmente se aquele ser que está chegando trouxer consigo uma inclinação a reagir negativamente ante essas situações. Se houver uma tendência anterior para reagir com rejeição, tristeza e abandono, é bem provável que ocorra no futuro uma forte propensão à depressão, ao alcoolismo, ao uso de drogas, etc, principalmente se vier embutida também uma tendência de autodestruição de outras vidas. Se não houver esses fatores anteriores, então aparecerá uma tristezinha, uma magoazinha, nada de importante que atrapalhe a encarnação atual.

Algumas pessoas entendem erroneamente que a Psicoterapia Reencarnacionista não dá importância aos fatos da infância, como se eles não nos afetassem. Não é assim que pensamos, eles nos afetam, sim, e, muitas vezes, de maneira extremamente forte. Como não saber os efeitos deletérios de situações de abuso, de abandono, de rejeição, de miséria, de fome, de doenças, de guerra? A novidade que essa nova Psicologia vem trazer, é que a maneira de sentir e reagir aos fatos traumáticos da infância e aos da vida, sejam quais forem, é congênita, é nossa, vem conosco das encarnações passadas. Mas por que um Espírito encarna no Brasil, outro numa ilhazinha perdida no meio do oceano, um nasce numa cidade populosa, outro no interior do interior, um nos Estados Unidos, outro no Iraque? É a necessidade do seu Espírito de passar por isso.

E as pessoas reagem de modo diferente a situações semelhantes. São como "copos" que, quanto mais cheios vêm, mais facilmente transbordam, e os diversos conteúdos desses "copos" são os sintomas psicológicos de todos nós: a tristeza, a mágoa, a raiva, a introspeção, o medo, o orgulho, a vaidade, o egoísmo, o egocentrismo, etc. Podemos diferenciar, pela intensidade do sintoma ou característica de personalidade, o que já veio conosco de outras encarnações do que se originou agora.

2ª SESSÃO DE REGRESSÃO

"Me vejo na beira de um abismo, estou lá, parado, olhando. É um dia nublado, frio, estou com umas mantas por cima. Eu vejo uma bola de luz que parece o sol, mas não é, está bem perto, a luz é muito forte.

Sopra um vento frio. Eu tenho o cabelo longo, castanho, encaracolado, que fica para trás por causa do vento, tenho barba. Parece que estou acenando, levanto o braço, é um cumprimento, eu não sinto medo, parece que eu sei quem está ali. São Seres espiritualmente avançados, chamam-se de Nórdicos, são altos, loiros, parecem angelicais. Acho que agora estou dentro da nave, as paredes são ovais, tudo tem um formato oval, o chão é de quadrados, de cor de luz, tem duas poltronas azuis, estamos eu, um homem e uma mulher parecida com ele, eles vão me ajudar a crescer espiritualmente.

Me dizem que têm muitos conhecimentos, coisas que a gente nem imagina que existem, e falam que fui escolhido para transmitir a mensagem deles, o Amor Universal, que é amar a tudo e a todos, incondicionalmente. Esse é o trabalho deles, eles vêm fazendo isso há muito tempo, em todas as épocas, é um trabalho bem gradual, não há pressa.

Dizem para não me preocupar, que tudo tem o seu tempo certo, que as coisas não são por acaso, tudo tem um motivo, que eu tenho que passar isso para os outros, é como um elo numa corrente. Nessa vida eu vivia numa aldeia, parece que na Grécia, num tempo bem antigo.

Não estou mais na nave, estou descendo a montanha. Meu nome começa com M., mas é em grego, não consigo saber bem. Para mim não são seres de outro planeta, para mim são Deuses. Eu passo a mensagem deles para os outros. Cheguei na aldeia, é bem simples, com muitas cabanas, parece que eu uso uma bengala, um pedaço de galho na mão, sou bem velho, uma espécie de sábio na aldeia, um curandeiro. Quando as pessoas têm problemas, vêm falar comigo, eu curo com ervas.

Agora estou numa cabana dando um remédio de ervas para uma criança doente, numa tigela de barro, ela está com febre. É numa cabana bem pobre, de madeira escura, como são todas as cabanas dessa aldeia, o chão é bem arenoso. A criança está melhorando.

Mas agora eu é que estou doente na cama, muito doente, com tosse, dor em todo o corpo, já não tenho mais forças para aguentar a dor e nem as próprias ervas que eu fazia adiantavam para mim. Estou sozinho, as pessoas me cuidam, me dão ajuda, principalmente uma mulher, ela cuida de mim, é a minha mãe! (atual) Lá ela morava na cabana ao lado, não era nada minha, era bem mais nova que eu.

Eu sei que vou morrer, sinto meu coração parando. Tem um livro bem velho, com uma capa grossa, não está escrito em grego, não sei...

Meu coração parou, vejo meu Espírito sair do corpo, eu levanto, o meu corpo fica, sinto um alívio como se estivesse me libertando de um fardo. Percebo que é outra dimensão, que posso atravessar as paredes, vou para cima flutuando, como se esperasse chegar no céu, vejo uma luz, um brilho intenso, sei que é ali que devo entrar. Eu vou em direção à luz, entro nessa luz, vejo o lugar mais bonito que eu já tinha visto, uma natureza como nunca tinha visto antes, tudo muito iluminado.

Aqui tem muita paz, uma alegria suave, uma felicidade no ar. Muitas pessoas, muita natureza, estou meio extasiado, meio perdido, me vejo caminhando, olhando para tudo. Estou sozinho por enquanto, vejo a natureza como ela é, e como tudo tem um Espírito É mais bonito que lá na Terra, parece que tudo tem um sentido, os animais, as pessoas, parecem viver em harmonia. Vejo pássaros, cavalos, um lago cristalino, com muitos peixes dourados.

Mas não estou entendendo, parece que já é hora de voltar e ninguém vem falar comigo. Agora me vem que apesar de ter sido um velho sábio, estudioso, eu tinha sido muito sozinho, muito isolado. Não vejo ninguém me dizer isso, eu tenho apenas consciência disso, que eu precisava me relacionar melhor com as pessoas, ser mais aberto, não só ajudá-las, precisava ter uma família, que não tive.

Tem uma voz me falando, mas não sei quem é, acho que é o Ariel, agora estou vendo, é ele mesmo. Diz para eu escolher uma família para voltar, para eu tentar formar uma família nessa vida, vou ter que nascer de novo. Continuo falando com o Ariel, ele diz que fiz certo em apresentar os seres extraterrestres como Deuses para as pessoas da aldeia, que era a única maneira de o meu povo ter fé e seguir algum caminho, pois se eu tivesse falado que eram seres de outro planeta, seria chamado de maluco... Que nesse aspecto eu fui sábio, mas em outros, ainda precisava evoluir, principalmente no meu relacionamento com as pessoas, deveria ser mais caloroso, ser menos distante das pessoas, não tão isolado.

Me diz que todo exagero traz um mal físico, que naquela vida eu tinha morrido de uma doença originada pela minha solidão e que, preocupado com outras coisas, não tinha percebido isso. Precisava corrigir esses defeitos, embora estivesse no caminho certo, que ele ia me ajudar a entender ainda melhor as coisas e atingir um nível espiritual ainda mais alto, que a minha caminhada era longa, que sempre temos uma nova chance, mas geralmente não aproveitamos.

Já me vejo uma criança de novo, sou um nenê gritão, estou chorando, alguém está me segurando no colo, é minha mãe. Agora já estou maior, com uns cinco anos, enxergo uma guriazinha, acho que sou eu, é na França, o nome dela é Michele, estou caminhando, alegre, cantando, com um vestido branco, num jardim. Tem um muro alto, não dá para enxergar nada lá fora, tem uma mulher tomando conta, não é a mãe, ela usa um avental branco, um chapéu branco, meio esquisito.

Vejo uma casa, estou me embalando num balanço de corda, tem outras pessoas, usam umas roupas engraçadas, vestidos bem longos, enfeitados, os homens usam aquelas perucas brancas, uns chapéus engraçados, é em 1715. A guriazinha caiu do balanço, se machucou, ela é manhosa, chora muito, a mãe lá é a minha mãe atual, dá uma bronca na empregada. (sorrindo)

Agora ela está maior, é estudiosa, passa bastante tempo na biblioteca, lendo livros de ocultismo, de poesias. Ela é reservada, meio isolada, mora num lugar com um muro alto e não pode sair. O pai dela é um nobre da corte, ele é sisudo, bem vestido, é o meu pai atual, de novo, até a minha avó é a mesma de hoje.

Eu acho a minha mãe lá muito acomodada na situação dela, com a riqueza, o luxo, não se interessa por mais nada. Uma vida fútil, vazia. Meu pai me dá conselhos sobre o que estudar, ele fala mais comigo, quer que eu leia livros mais científicos, não acredita nos livros de ocultismo, mas eu sim. (sério)

Agora vejo meu casamento, com um homem de quem eu não gosto, é mais de conveniência, não sou apaixonada, coisa das famílias. Eu caso, mas sinto um vazio, eu leio mais livros, de poesia, fiquei meio amargurada, decepcionada por não ter encontrado a pessoa que eu queria, ter aceitado, me submetido a isso. (triste)

Tenho um filho, um menino, parece que é a minha irmã. (atual) Começo a me dedicar a ele, a dar muita atenção a esse menino, mas vai crescendo e ficando mais do lado do pai dele e isso vai me deixando mais amargurada, mais triste, decepcionada.

Me vejo impotente, eu questionava muito as coisas como eram, mas não tinha poder para mudar as coisas, não concordava com tanto luxo que tinha ali e tanta miséria lá fora, mas a minha palavra não contava. (triste)

Agora me vejo velha, rezando, acabei deixando de lado aquelas coisas que me interessavam, o ocultismo, e me prendendo na religião. Estou bem velha, enrugada, cabelo bem branco, passo mais tempo rezando do que qualquer outra coisa. Parece que só espero a hora de partir. Ela vomita sangue, sente uma dor muito forte no peito e o coração para. Sente-se livre dessa vida, vê uma luz e vai em direção a essa luz. Encontra o Ariel e ele pergunta para ela o que aprendeu nessa vida. Ela entendeu que a gente deve sempre seguir o seu coração, as suas ideias, a própria vontade, o que ela não fez e só agora que morreu, viu o desperdício que foi a sua vida. Vê que continuou sozinha a vida toda, não soube seguir o coração, ir atrás das coisas que realmente gostava.

Ela sabe que vai voltar de novo, reconhece o seu erro e está até ansiosa para voltar, já que essa vida foi um desperdício total. Mas, por enquanto, descansa um pouco, admira a beleza daquele lugar.

Ela vai voltar naquela vida da farmácia."

COMENTÁRIOS

Essa encarnação em que ele se vê como um velho curandeiro em uma aldeia na Grécia antiga nos traz a confirmação de que Seres mais evoluídos têm vindo há muito tempo ao nosso planeta numa missão de auxílio evolutivo.

Isso não é motivo de espanto nem um raciocínio de ficção científica, pois do mesmo modo que nós temos a tendência de ajudar, principalmente aos mais necessitados e carentes, também nossos companheiros mais evoluídos de outras dimensões têm essa tendência. Allan Kardec informava que havia muitos mundos e Jesus falou que havia muitas moradas na casa do "Pai".

Embora tenha tido uma encarnação dirigida aos outros, à cura, à doação, pois era o curador daquela aldeia, ele havia se equivocado na maneira pessoal de ser, muito reservado, isolado. Reencarnou novamente a fim de curar essa imperfeição. Observamos que na sua próxima encarnação, quando é uma mulher na França, embora tenha vindo com o objetivo de abrir-se mais, relacionar-se melhor com as pessoas, acaba repetindo o mesmo padrão de comportamento. E não tem força suficiente para afirmar seu gosto pelos assuntos esotéricos, pelo ocultismo, interesses vindos da outra encarnação.

Ela isola-se, segundo seu padrão, refugia-se numa religião consoladora e morre triste, magoada e angustiada. Aí encontra novamente o Ariel e de novo percebe seu erro.

Na encarnação atual, com o esquecimento dos seus objetivos pré-reencarnatórios, ele continua, por enquanto, repetindo o mesmo padrão de comportamento, ou seja, isolado, reservado, solitário, sério, triste. Nós temos conversado a respeito disso. Eu acredito que ele deva seguir as pegadas daquele velho curandeiro, o caminho da cura, das terapias naturais, uma atuação curadora em nível profundo, psíquico e espiritual, visto que naquela outra encarnação já trabalhava em uma farmácia. E naquela outra, tinha muita atração pelo sagrado e pelo "ocultismo". Mas é ele quem vai decidir, e na sua volta certamente encontrará o Ariel e irão conversar sobre o seu sucesso ou fracasso encarnatório atual.

Mas mesmo ele tendo visto todos esses fatos de suas encarnações passadas e concluído que precisa abrir-se mais, relacionar-se melhor com as pessoas, doar-se mais, como isso tem sido difícil! A questão profissional é o que mais lhe tem conflituado, principalmente porque apenas agora, após essas vivências, ele entendeu a importância e a responsabilidade de uma encarnação que antes, como a maioria das pessoas, chamava equivocadamente de "vida".

Tendo descoberto agora que, nesse sentido, não tem realmente aproveitado as suas últimas encarnações e sendo de personalidade muito séria e responsável, tenho tentado ajudá-lo a encontrar o Caminho certo, tanto em nível profissional como existencial. Não acho que seja uma casualidade aquele velho curandeiro ter retornado como uma mulher que se interessava por assuntos esotéricos e místicos, que retornou como um homem que atendia em uma farmácia. Na minha opinião aí está o seu caminho que não tem trilhado nessa atual encarnação, mas é ele quem deve decidir o que fazer. Temos duas missões numa encarnação: a pessoal que é a reforma íntima e a coletiva que é em relação aos outros. Ele vem cumprindo bem a coletiva, mas está demorando a promover sua reforma.

Tenho lhe sugerido que faça cursos de Terapias Holísticas, que se aprofunde nos conhecimentos da Bioenergia, que é a Ciência do futuro, a do "invisível". Também sugiro que antes de dormir entre em sintonia com o Ariel solicitando-lhe que, durante o sono, com sua Consciência projetada, receba instruções e orientações sobre o que deve fazer aqui. Na sua volta, certamente ele estará lá para terem uma conversinha...

12
A Depressão, a Introversão, a Falta de Assertividade
A.G., 56 anos, sexo masculino, Aposentado

Sofro de depressão crônica, de falta de motivação, tenho muita timidez, introversão, sou muito reservado. Eu tinha muitos medos na infância. Só queria ficar com a minha mãe, chorava dia e noite, tinha medo de tudo! Tenho uma melancolia, uma tristeza, desde que me conheço por gente. Meu relacionamento com minha esposa é muito conflituado, ela tem um gênio muito explosivo, é muito autoritária, e eu me fecho, não reajo. Não consigo ser feliz!

SESSÃO DE REGRESSÃO

"Vejo meu pai e minha mãe na cama, os dois deitados, um de costas para o outro, eles estão brigados, a minha mãe está com muito medo, assustada. O ambiente é muito confuso, estou do lado da minha mãe, deitado, chorando, estou mal, tenho uma dor na perna. Tenho um ano de idade, eu choro muito. (assustado)

Meu avô está bravo comigo, está no outro quarto, ele quer dormir e não consegue, a minha avó levantou, está na sala se queixando para a tia, minhas primas estão bravas comigo porque estou chorando. Eu não paro de chorar, sinto que todo mundo está bravo comigo, se queixando de mim, e eu choro cada vez mais. Minha mãe levanta, me pega no colo, vai para a sala e fica me balançando no colo, minha tia pega um pano quente, vai colocar na minha perna. Estou completamente rouco de tanto chorar. (muito triste)

Ninguém gosta de mim, não deixo ninguém descansar. Meu pai não gosta de mim, não me pega no colo, não fala comigo, só fica bravo, minha mãe é quem me pega.

Estou com fome, minha mãe me dá de mamar, eu vomito tudo, estou com febre, minha mãe não me troca, ela me aperta muito, me põe uma faixa, em todo o corpo, me prende os braços, as mãos, as pernas, com uma faixa branca, para me imobilizar.

Eu continuo chorando, desesperado, me sinto odiado por todas as pessoas, por minha avó, por meu tio, por meu pai. Agora minha mãe está me entregando para meu pai, ele está bravo, me sacode, me machuca a perna que está doendo, começa a gritar comigo, para eu ficar quieto. (com medo)

Minha mãe começa a tremer toda, ela treme os braços, a boca fica para o lado, treme toda a cabeça, estou muito assustado, com medo! Acho que minha mãe vai morrer, ela está tremendo toda, balançando a cabeça de um lado para o outro. Meu pai me põe na cama e chama minha tia para cuidar dela. Minha mãe sai do quarto, começo a chorar de novo, eu chamo por minha mãe, chamo, chamo, choro, mas ela não vem. (desalentado)

Meu pai continua bravo, ele grita comigo, para eu ficar quieto! (com medo) Minha avó bate na parede do quarto, manda meu pai dar um jeito, ela está muito doente, tem diabete. Minha mãe volta para o quarto trazendo um chá, meu pai me aplica uma injeção, eu me mexo muito, minha mãe me acalma, dói muito, me leva para a janela.

Mas é de noite e eu tenho medo do escuro, enxergo o cemitério na frente, tenho medo dos fantasmas, dos mortos. Eu enxergo um fantasma, ele é todo disforme, parece decomposto, ele vem do sótão, tem uma escada que sobe para o sótão. São muitos fantasmas, uns brancos, outros desfigurados, eu tenho muito medo, ninguém vê, só eu, estou correndo deles, vêm ao meu redor, ficam girando em torno de mim. Subi a escada, estou lá em cima, minha mãe fica apavorada, ela está com muito medo, por minha causa, me dá um copo de água.

Estou mais calmo agora, consigo dormir. Meu pai sempre me aplica injeção, não consigo caminhar direito, sempre tenho muita dor nas pernas. Estou sentado no chão, minha mãe treme muito, meu pai vem falar com ela, está preocupado, ela foi cuidar de uma vaca e a vaca avançou nela. Tenho muito medo de cachorro, uma vez um me derrubou. (triste, fraco)

Sinto muito frio, estou no colo da minha mãe, ela está chorando, me levou para a cama dela, minha avó ficou brava, estou incomodando, ela está doente, está passando mal, vai morrer. Está chorando, gritando, todo mundo chega no quarto dela, estão olhando, ela está se debatendo, está morrendo. Minha avó está morta, vem muita gente, as pessoas falam que ela morreu nova, que ela era muito ruim. (suspira)

Estou dormindo no quarto do meu avô, está muito escuro e eu choro, tenho medo. Eu fico flutuando, tenho medo dos fantasmas, eles fazem barulho no sótão, parece que me levam. Eu choro, meu pai diz que os fantasmas vão me pegar se eu não parar de chorar! (assustado) Eu paro, fico quieto, estou encolhido, tremendo de medo. Meu avô me leva para a cama dele, aí me acalmo.

Tem um monte de gente na sala, contando histórias de mortos, de fantasmas que aparecem na estrada. Tenho medo! O meu pai e o meu tio dizem que sempre encontram fantasmas na estrada, que aparecem luzes no cemitério à noite, e eu não consigo dormir direito. Tenho que levantar de madrugada, fazer companhia para minha mãe, tirar leite das vacas, tenho medo de ficar sozinho, pois é escuro ainda. Está tudo escuro, tenho medo do cachorro, ele me derruba e vem para cima de mim, eles latem e eu tenho que desviar o caminho. (assustado)

Meu pai está doente, está deitado na cama, minha mãe vai aplicar injeção nele, eu olhei, está só de cueca, de pênis para fora. Ela ficou brava comigo, cobriu ele e me mandou sair do quarto. Minhas tias estão bravas comigo, porque eu derramei água no chão, estão correndo atrás de mim, me derrubaram no chão, tiraram minhas calças, começaram a olhar, apontar, elas riem de mim. (envergonhado)

Eu fui me esconder embaixo da casa, está ficando noite, meu pai me chama, fica muito bravo comigo, estou apanhando com o cinto dele, me botou de castigo, me deixou sozinho no quarto. Estou apavorado, meu pai grita, todo mundo grita! Eu não consigo mais gritar e chorar, não consigo mais, fico quieto, amontoado num canto, ninguém vem, acho que não vou mais falar, nunca mais, vou ficar quieto. (desalentado)

Minha mãe fica doente, começa a tremer, eu vou chamar as pessoas, vou dizer que estou doente. Me dão um chá, aí eu me acalmo, não estou doente, estou é com medo.

Agora estou na escola, eu sou um bom aluno, aprendo bem, minha prima estuda comigo. Eu não tenho amigos, não falo com ninguém. Não consigo falar com as pessoas, eu sou muito tímido, não falo, só escuto, tenho medo. Não consigo brincar com os guris, só com as gurias, elas são mais calmas, são mais alegres.

Está chovendo muito, tenho sete anos, tem muita gente lá em casa, é um casamento. Os convidados estão todos dormindo no sótão, me mandaram dormir lá também, o pai deu a cama para o meu tio que está casando. Vêm os fantasmas de novo, estou flutuando, eles passam por mim, me puxam, começo a chorar, a gritar, meu pai me fechou a boca, muito bravo, começo a bater as pernas, ele está me sufocando! (muito assustado)

Minha mãe me pegou no colo, desceu a escada, foi para a cozinha, ela começa a tremer de novo, me bota no chão, está muito frio, estou com muita pena da minha mãe. Ela se acalma agora, faz um chá, eu durmo de novo, no colo dela, estou dormindo, tranquilo, me sinto seguro com ela. (suspira)

Agora é diferente, é uma cidade antiga, acho que é Roma. Tem muitos prédios, de paredes grossas, cavalos, soldados, uma Igreja grande. Acho que é uma guerra, estou escondido. (com medo) Se os soldados me enxergarem, vão me prender. Eu sou grego, meu nome é Josef, estou fazendo espionagem. (sussurrando) Eu sou baixo, magro, manco da perna esquerda, é de nascença. Eu vivo escondido, as pessoas riem de mim, as mulheres me desprezam porque sou aleijado.

Eu vivo mudando de um lugar para o outro, não posso voltar, eu sou aleijado, não tenho mulher, não tenho filhos, me masturbo muito, sou muito sujo, mal vestido. (desalentado) Agora estou em Milão, espionando o movimento dos soldados. Faço isso para ser agradável, para as pessoas do meu país gostarem de mim, mas tenho muito medo que me peguem.

Me pegaram, eles vão me matar! (assustado) Me mataram, eu me enxergo, o meu corpo está todo deformado, despedaçado. Eu ando de um lado para o outro, pareço uma nuvem, não tenho paz, vejo as pessoas, mas ninguém me vê.

Uma montanha, tem um mar embaixo, estou subindo o morro. Vou para a Igreja, estou feliz, sinto paz, vou cantando. Tem uma mulher comigo e duas crianças, parece ser a minha família. É em 1780, sou Demétrio, agricultor, e trabalho com ovelhas, na Itália, norte da Itália, no interior, uma vida muito simples. Temos poucas coisas em casa, só o essencial, casa de pobre, muita dificuldade para viver. Minha mulher é loira, temos um filho de cinco e um de oito anos. Sou de altura média, moreno, forte, tenho bastante saúde. Tem uma guerra, a minha família está correndo perigo, estamos nos protegendo na Igreja. Estou subindo o morro, todos estão indo, assustados, alguém me empurrou e eu caí. Estou lá embaixo, morto, estou vendo o meu corpo.

Estou flutuando, flutuando, me vejo subindo, uma paisagem bonita, o céu azul, uma luz branca me leva, uma sensação de paz, de tranquilidade, de amor. Eu vejo cores muito lindas, amarelo, azul, vermelho, branco, rosa, parece um jardim, tem pessoas sentadas, olhando para mim. Eu sinto amizade, paz, ouço uma música muito suave.

Agora eu sou um menino correndo no meio da neve, tenho cinco anos, estou vestido com um casaco de pele. Meu pai me chama, ele é um homem bem velho, minha mãe é mais moça, eu sou filho só dela, não dele, minha mãe me contou isso, ele está furioso comigo porque não sou filho dele. Ele está esfaqueando minha mãe! (assustado) Ela morreu, está toda coberta de sangue, eu fugi, ele mandou os cachorros atrás, estão me alcançando, me rasgaram a roupa. (com muito medo)

Meu pai chegou, colocou uma mordaça na minha boca, me botou dentro de um saco, está me carregando, tem muito sangue na casa, minha mãe está no chão, morta. Ele botou ela dentro de um saco, vai enterrar na neve. Estou com medo do meu pai, ele é o meu tio (atual), minha mãe é a minha mãe mesmo. Enterrou ela na neve, está falando comigo, me ameaçando que se eu falar para alguém, me mata. Eu choro em voz baixa, ele não me dá comida, tem lanças e facas na parede, tenho medo, não consigo dormir. (com medo)

Chega um irmão da minha mãe, quer falar com ele, eu digo que não sei onde está, ele insiste, insiste, aí chega o meu pai, eles começam a brigar. Meu tio já saiu, meu pai acha que eu contei, fica furioso, bota fogo na casa, eu estou lá dentro! (apavorado) O fogo pegou na minha roupa, estou gritando de dor! Meu pai fica só olhando...

Estou olhando de cima, me vejo todo queimado, todo preto, sem os órgãos genitais, sem o nariz, sem as orelhas. Estou flutuando, vou para um lado, para outro, para cima, para baixo, enxergo tudo escuro, estou desesperado, meu coração dispara.

Vejo uma cidade, tem uma ponte, muitos negros, são escravos, eu sou jornalista, sou branco, meu nome é Bonifácio, no Rio de Janeiro. Eu protejo os escravos, meu jornal é clandestino. Sou casado, minha mulher é loira, é francesa, Marguerite. Temos dois filhos, ela é muito ciumenta, briga muito comigo, eu tenho amantes, contam para ela e ela não me deixa sair. Ela tem depressão, ameaça se suicidar, toma remédios. Eu cada vez tenho mais mulheres e ela cada vez mais brava, mais depressiva. E ela se suicida, se enforca! Ela é a minha mulher (atual), é ela mesma, incrível, e vive ameaçando se matar... O último filho lá é meu filho atualmente.

Aí eu fico doente, acho que estou com tuberculose, morro pobre, na miséria, sem ninguém. Estou morto, enxergo meu corpo, está tudo escuro.

Estou andando num campo, muito verde, acho que sou um padre, sou Paulo, português, em 1917, tenho trinta anos. Eu cuido dos leprosos. Tem uma Igreja, muitas freiras, um seminário, um hospital de paredes grossas, uma porção de leprosos, todos desfigurados, tristes, eles se cobrem quando chego perto, eu cuido de suas feridas, ninguém chega perto, só eu e as irmãs, mas nos cobrimos quando chegamos perto. Tenho muita pena deles, nós falamos com eles, pedem notícias dos parentes, mandam notícias, vão morrendo aos poucos, sempre chega mais, mas ninguém ajuda, não tem comida, não tem roupa. (triste)

Estou bem velho, de barba branca comprida. Estou deitado numa cama, cheio de pessoas ao meu redor. Agora estou morto, de pé, em frente, mas eles não me enxergam, só veem o meu corpo. Me sinto todo brilhante, sinto o sentimento das pessoas, me sinto feliz, muito leve, saem luzes da minha mão. Agora estou subindo, estou flutuando, sinto muita paz, o azul, as estrelas, vejo paisagens lá embaixo, os rios, as montanhas.

Estou numa cidade, acho que é na África do Sul, em 1478. Tem muita pobreza, os brancos dominam, tem muito racismo, os negros são transportados de navio. Eu sou um médico inglês, meu nome é Henry. Os negros não gostam de mim porque sou branco, mas eu os protejo, cuido das crianças, tem um hospital, mas não tem remédios, as crianças estão magras, subnutridas. Eu imploro para darem comida, mas tem um general que não quer, são muitos doentes e não tem nada o que fazer... Agora eles gostam de mim, falam comigo, queixam-se de suas dores, eles dizem que eu curo, mas não tem remédios, eu só falo, coloco a mão neles, eu coloco a mão esquerda e alguns dizem que ficam bons.

O general está irritado, mandou me prender, me botam dentro de um tonel de água, só com a cabeça de fora. Estou com muito frio, ele acha que sou curandeiro, estou gelando, meu coração não bate mais. Eu saio do corpo, estou um pouquinho acima de mim, estou pensando que fiz muito pouco, podia ter feito tanta coisa mais. (triste)

Estou no cemitério, visitando os túmulos, estou vendo meu nome, Janos Pinter, a polícia me matou, eu roubava. Estou admirado de estar ali, de estar vivo, eu achei que tinha morrido... Tenho muita dor de cabeça e estou cansado. Minha mãe chegou, ela está chorando, o meu pai também, ele está sério. Eu roubava joias, tinha prazer de roubar, queria ficar rico, ter poder, a minha família era pobre. Eu brigava muito, o meu pai me expulsou de casa, agora ele está me pedindo perdão, eu só tinha 12 anos quando me expulsou de casa.

Sou um operário, de metalúrgica, é no Brasil mesmo, sou analfabeto, não sei ler nem escrever. Estou doente, muito mal dos pulmões, escarro sangue, tenho muita dor de cabeça, uma dor forte no peito. Estou passando mal e ninguém me assiste, as pessoas olham para mim, mas não se aproximam. Eu morri.

COMENTÁRIOS

Percebam que ele percorreu oito vidas passadas em apenas uma única sessão de regressão, além de sua infância atual. Hoje em dia eu prefiro que a pessoa rememore uma ou duas encarnações passadas apenas, realizando a Regressão completa, desligando-se de lá. Regressão não é turismo por vidas passadas... No tempo em que escrevi este livro não estava alerta para o benefício do desligamento das situações traumáticas das nossas vidas passadas para que os sintomas atuais enfraqueçam ou desapareçam. Eu estava mais atento à Personalidade Congênita. Como em qualquer atividade, a prática e o tempo vão trazendo o aprimoramento.

Esse homem é uma pessoa boa e honesta, muito preocupado com as injustiças sociais, teve nessa vida atual uma carreira política brilhante, abandonado-a por não conseguir conviver com o modus operandi usual, baseado em acertos e conchavos escusos. Em algumas encarnações passadas ele também atuou em defesa dos mais necessitados, como no Rio de Janeiro, onde foi Bonifácio, dono de um jornal clandestino, foi o padre Paulo, que cuidava de leprosos e o Dr. Henry, médico inglês na África do Sul, assassinado por defender os negros.

Teve alguns deslizes, como o Janos Pinter, que roubava joias, mas talvez tenha sido movido pela raiva e mágoa com seu pai que o expulsou de casa aos doze anos, e quem sabe inconscientemente queria o pai projetando-o nas joias? E quem sabe esse pai tenha sido aquele general?

O operário brasileiro, metalúrgico, morre provavelmente de tuberculose, pobre e analfabeto, o que certamente aumenta ainda mais o seu sentimento inato de justiça.

Como um espião grego, manco, espionava com o intuito de ser agradável, para que gostassem dele, já que se sentia muito rejeitado por sua condição física. Essa rejeição aparece também no Janos Pinter, no menino assassinado por seu padrasto e na infância atual, quando por possuir o dom da clarividência, vendo coisas que os outros não viam, além dos seus medos exacerbados, foi muito rejeitado por sua família, a quem "incomodava" muito.

Em sua infância, ele sofria de um medo terrível dos "fantasmas" que realmente enxergava e que habitavam o sótão de sua casa, além, claro, dos oriundos do cemitério em frente. À noite, enquanto dormia, projetado, sentia-se flutuando e, com a sua Consciência vivenciando o seu Corpo Astral, amplificava-se esse convívio com aqueles habitantes do Plano Astral.

Como encarnou com muita insegurança e uma enorme sensibilidade, e todos aqueles antigos medos e rejeições, era inevitável, então, que se sentisse extremamente fraco e desamparado. Seu choro era um grito de socorro que, infelizmente, não era entendido por seus familiares, à exceção de sua mãe.

Esse menino é hoje um homem que luta para libertar-se do seu passado, não apenas o dessa vida, mas o de numerosas encarnações passadas em que vivenciou situações extremamente conflitantes e traumáticas que, embora pareçam muito duras e cruéis, provavelmente sinalizam uma Consciência muitíssimo evoluída, talvez na reta final das encarnações aqui neste Plano Terreno.

Um nível tão elevado de valores morais e éticos, tão grande sensibilidade e bondade, uma preocupação tão genuína com o sofrimento dos eternos explorados, uma compaixão tão intensa com a dor dos sofredores, deve, em breve tempo, levá-lo a tornar-se um habitante do Plano Astral. Mas não mais com tristezas, medos e insegurança, e sim com um conhecimento profundo da miséria humana, com a sabedoria dos abismos que apenas a vivência própria pode trazer e com o poder da cura e consolação *que somente pode desenvolver quem sentiu na sua própria carne a dor da doença e da injustiça.*

O que ele necessita para tornar-se um Amparador, um Orientador, é transcender as lembranças e as sequelas dessas vivências e experiências, transmutando-as em tranquila aceitação, em compreensão profunda e em serena purificação.

13
A Tensão, a Falta de Confiança, a Mágoa
R.D., 35 anos, sexo masculino, Psiquiatra

Tenho hipertensão arterial, insônia, sou muito tenso. Eu e minha esposa nos separamos, após dez anos de casamento. Eu não tenho mais família, meus pais faleceram há uns dez anos. Ele suicidou-se e ela faleceu de câncer logo após. Meu irmão sofre de esquizofrenia, eu tenho que cuidar dele. Meu pai era médico no interior, mas bebia, tinha muitas mulheres, descarregava muito em mim, me chamava de vagabundo, sem vergonha, muitas agressões verbais, dizia que eu não valia nada! Eu chorava, ele dizia que homem não chora, e eu sou sensível demais, sou poeta, músico.

Sinto-me preso, trancado, não desenvolvo todas as minhas potencialidades. Parece que tenho obrigação de cuidar desse meu irmão doente. Estou com uma namorada nova há três meses, é uma relação muito séria, estamos pensando em casar. Ela diz que a nossa relação é de outra vida, não sei.

SESSÃO DE REGRESSÃO

"Uma casa pegando fogo, a N. (namorada atual) segurando uma criança no colo, muito calor. É uma casa de madeira, eu moro nessa casa, está em chamas, botaram fogo, foi um ataque. (nervoso) Uma pessoa de bigode, sou eu, acho que morri, parece que é o meu Espírito. Ela é a mãe, aquela criança é um filho nosso. Ela não aparenta terror, está calma, não entendo como ela está calma. O fogo acabou. Ela está dizendo que nos encontraremos em outra vida. Essa criança tem problemas, me vem isso na cabeça, essa criança tem problemas. (ansioso)

A gente está se beijando, eu de fraque, camisa branca, de gravatinha, ela de vestido, daqueles antigos. É em 1800 e poucos, no oeste americano, um lugar muito arenoso, muitos cactus, me vem Arkansas. Eu sou criador, meu nome é John Gabriel, ela é Linda, a criança é Billy. Uma casa de dois andares, tem um piano, eu toco, tem partituras, somos muito felizes. É antes do fogo, não tem criança ainda, ela está fazendo as coisas da casa, eu estou lá fora. É um lugar muito isolado. Agora veio um amigo meu, me abraçou, chegou a cavalo, ele toca violino, me lembra o F., um amigo meu nessa vida atual, ele também toca violino.

Eu estou num deserto, é outra história, uma briga no meio do deserto. Tem sangue, um homem me fala: "Por que tu fez isso?". Eu estou dizendo: "Quem sabe a gente não briga mais?". Parece que eu matei um cara, é o meu irmão! (atual) Tem um bando de cada lado, muitos camelos, foi por causa de uma mulher, parece que ele roubou minha mulher, eu fiquei com muita raiva e matei ele. Lá era meu irmão também. (chorando) Me veio o nome da minha ex-mulher... Será que foi por causa dela?

Estou sentindo de novo o calor daquela casa queimando, eu estava lá dentro da casa, por que não saí? Ela não está desesperada, parece que estava preparada para a minha morte. Agora é antes, ela está chegando numa charrete, me diz: "Nós vamos ter que criar esse filho, ele tem problemas.".

Foi o meu pai que botou fogo na casa, parece que eu enganei ele em uns negócios. Ficou furioso, deu uns tiros para cima, diz: "Tu vai pagar pelo que tu fez! A tua mulher vai pagar também!". O meu corpo está queimando, parece que eu tinha bebido muito, estava dormindo. Ele foi com uns empregados botar fogo na casa e eu morri queimado. A criança é o meu irmão atual, ele não chora, não faz nada, ele é doente.

Depois que morri, eu fui muito machucado lá para cima. Estão tratando das minhas feridas, estão aliviando as queimaduras, são os assistentes, os médicos, eles passam faixas. Estou sentado, alguém me diz: "O irmão vai ficar bom, o irmão é bom, o irmão nasceu para ser feliz, tem que aprender a amar.".

Estou vendo a minha mãe! É ela! (muitíssimo emocionado) Ela me diz: "O teu pai está bem, não te preocupa, ele gosta muito de ti. Quer que tu fique com a N.. Eu também quero. Nós que juntamos vocês, sabíamos que ia dar certo."

Agora é o meu pai. (chorando) Ele está me abraçando, me diz: "Reza por mim, eu estou bem, desculpe tudo o que eu fiz, sei que te fiz sofrer muito, mas a tua dor vai diminuir, porque agora viste que eu estou melhorando, agora tu sabes a maneira de rezar por mim. Nunca passe pela tua cabeça fazer a mesma coisa que eu fiz. Tu tens condições de ser mais forte do que eu, tens que ajudar teu irmão, ele sempre foi um peso muito grande para mim, para a família. Eu não consegui, mas tu sabes, tu consegues.". Ele dá um sorriso e me diz: "Seja feliz, a N. é tua, a tua mãe te ama, ela nunca traiu teu pai, aquilo com o R. foi só depois que teu pai faleceu. Vou sempre ajudar vocês.".

Minha mãe me fala que sou um filho maravilhoso, que agora achei o meu caminho, me diz: "Fica mais calmo, menos angustiado. Teu pai é bom, fica tranquilo, tu vais começar a dormir melhor e sempre que precisar, procura um médico.".

Parece que perdi contato agora. Mas aprendi que preciso ser mais relaxado, não ser tão tenso, ser mais tranquilo. Para essa passagem ser melhor, preciso investir mais em mim, pensar na minha felicidade. Meu irmão era aquele irmão que eu matei na outra vida e foi meu filho naquela vida do fogo. Lá ele já tinha problemas mentais, então vou ter que ser bem legal com ele, vou ter que ficar bem para dar melhores condições para ele. Quero ser feliz, a N. tinha razão quando dizia que a gente tinha se reencontrado nessa vida."

COMENTÁRIOS

Os encontros com parentes desencarnados, durante as sessões de regressão, são sempre muito emocionantes. Embora não façam parte das propostas terapêuticas, o estado profundo de relaxamento e a projeção da Consciência possibilitam a algumas pessoas realizarem esses encontros. Foi muito bom para esse paciente perceber que seu pai já estava em boas condições, pois tinha se suicidado, e sua mãe já recuperada do câncer. Soube também que sua atual namorada tinha razão quando lhe dizia que tinham se relacionado em outras vidas e agora estavam se reencontrando. O seu irmão já tinha problemas mentais em outras encarnações, era seu filho naquela vida em que seu pai atual lhe matou ao botar fogo em sua casa, e havia sido seu irmão em outra encarnação ainda anterior, em que o matou.

O seu pai, nessa atual vida, sempre o chamava de vagabundo, de sem-vergonha, dizia que ele não valia nada, e não deve ser o que achava dele naquela encarnação? Muitas vezes, inconscientemente, as relações entre familiares reproduzem antigos conflitos. Principalmente na infância muita coisa vem à tona, nas agressões verbais, nas discussões, e é um ótimo material para estudo na Psicoterapia Reencarnacionista, do ponto de vista das relações transpessoais.

Após morrer queimado, ele se viu sendo atendido no Plano Astral, provavelmente em um hospital. Um dano físico como uma queimadura extensa afeta também os corpos sutis e requer atendimento astral para recuperação desses delicados corpos. Vários livros espíritas, como os de André Luiz, psicografados por Chico Xavier, na coleção Nosso Lar, nos ensinam claramente como é o Plano Astral: os seus vários locais, desde o Umbral até as colônias, as cidades, o modo de vida, a alimentação, as moradias, os atendimentos, os estudos, etc. Muitas pessoas, durante as regressões, têm descrito esse Plano exatamente do mesmo modo como encontramos nos livros espíritas e alguns não são espíritas e nem leram qualquer livro sobre o assunto.

Ele tinha aptidões artísticas naquela encarnação. Tocava piano, e também nessa encarnação ele é músico e poeta, inclusive o seu companheiro de música que tocava violino naquela vida, ainda toca violino. Como tudo é realmente uma continuação!

14

O MEDO, A AUTORREPRESSÃO, A FALTA DE OBJETIVIDADE

G.H., 27 anos, sexo feminino, Bioterapeuta

Quero evoluir, ascencionar, me tornar um ótimo canal. Sou muito indecisa, não confio muito em mim, no que realmente quero. Sou muito aérea, dispersiva, tenho falta de praticidade, esqueço, me perco. Me desconsidero, me sinto pequena, parece que não consigo entrar realmente no que planejo, botar em prática, acho que é por medo de dar errado. Quero aperfeiçoar meu trabalho, levar pessoas para lugares energéticos do planeta, Rapa Nui, Peru. Meu parto foi muito traumático, muito demorado, tiveram que usar fórceps para eu nascer. Meu pai é muito cientificista. Ele quer provas científicas para tudo. Meu irmão nasceu muito doente, e deram muita atenção para ele. Tenho um sentimento de rejeição, por muito tempo me senti deixada de lado.

SESSÃO DE REGRESSÃO

"Não vejo minha mãe. (chorando) Eu estou sozinha. Não sinto ela perto, parece que foi levada, eu fiquei. É estranho, me sinto sozinha, como se estivesse isolada de tudo. Sinto um pouco de frio, não sei para onde ir. Só sinto tristeza, frio. (chorando) Eu quero ir onde ela está, mas não sei por onde ir, estou presa aqui, é frio, tudo escuro. (com medo) Acho que é noite, estou de pé, sinto frio, é como se eu ficasse esperando a mãe e o pai voltarem. Pareço paralisada, de pé, não consigo me mexer ou procurar alguma coisa. (chorando fazendo beicinho)

Uma casa muito grande, muito alta, com um salão enorme, tudo vazio, como se as pessoas tivessem se mudado ou saído dali, não tem móveis, não tem nada. Sou uma mulher, meu nome é Andrea, tenho trinta anos. Me sinto dentro de uma parede. (muito angustiada) Foram aqueles homens, eles dizem que eu sou bruxa, são os homens que governam, um deles usa preto, acho que é da Igreja, eles me prenderam dentro da minha própria casa. Às vezes ainda me sinto presa, como dentro de uma parede mesmo...

É na Inglaterra, em 1200, disseram que sou bruxa, porque eu falava com as plantas, ensinava as pessoas a falar com as plantas também, a curarem as suas doenças, ensinava a pessoa a entrar dentro da planta, entrar em sintonia, na vibração da planta, aprender com a planta como curar a doença, e aí muitos se curavam. Eu levava as pessoas para os campos, para os bosques, para cada pessoa era um tipo diferente de planta, uma flor, uma árvore. A gente ia para a floresta sempre com sol, depois passei a ir à noite, ninguém podia me enxergar...

A minha família morava nessa casa, meus pais eram nobres, tinham prestígio, eram bem conhecidos, respeitados, mas desde que começaram a me ver falando com as plantas, levando as pessoas, começaram a falar mal, culpando meus pais, porque eles nunca me obrigaram a casar. Diziam que era por isso que eu fiquei daquele jeito, fazendo o que eu queria. Mas os meus pais não se importavam que eu fosse para os campos falar com as plantas, com os animais. (chorando)

Meus pais são os mesmos de agora, eu vejo só o rosto deles, eles respeitavam a minha maneira de ser, sabiam que para mim aquilo era importante, eles viam que as pessoas também gostavam e muitas ficavam curadas. Meu pai era químico, eu acho, ele fazia algumas experiências embaixo da casa, tinha uma espécie de laboratório, minha mãe achava que a gente tinha que estudar e aprender com a natureza.

Aqueles homens diziam que eram os sábios, que sabiam tudo a respeito das pessoas, que viam tudo e que a gente tinha que seguir a orientação deles. O de preto era da Igreja, ele usava um chapéu preto, comprido, os outros eram como políticos, eles tinham o poder, dominavam as pessoas. No início não era assim, depois começaram a dar ordens, amedrontando as pessoas, impedindo-as de ir lá em casa, dizendo coisas ruins da gente. Um dia eles vieram almoçar e os meus pais, antes que chegassem, me trancaram numa sala secreta. Meus pais não queriam que esses homens me pegassem, mas aí eles ficaram furiosos, levaram tudo, reviraram tudo, destruíram o laboratório. (chorando)

Eu fiquei nessa sala, escondida, a minha mãe, o meu pai, os empregados estavam do outro lado da parede, eu ouvia os barulhos, os gritos, escutava eles destruindo tudo. Eu não tinha como sair dali, era tudo fechado, só tinha uma abertura, mas só abria por fora, era atrás de uma parede, eles não me acharam, eu fiquei ali, no escuro, até que ficou tudo silencioso. (muito triste) Eu chamava pela minha mãe, pelo meu pai, mas não tinha ninguém ali, eu sabia que a casa estava vazia, que não tinha mais ninguém, nada, e eu não tinha como sair dali. (assustada)

O único lugar por onde eu podia sair era uma abertura pequena que dava para o jardim, é como se tivessem fechado, colocado uma parede ali e eu fiquei presa. Tentei cavar no chão, mas a terra era muito dura, eu queria sair, ver o sol, é como se eu enxergasse a abertura pequena, mas não tinha como sair, pois tinha uma parede ali e eu não conseguia. Aquele homem fez uma magia para eu não sair dali, eu tinha aprendido a me projetar e atravessar paredes, era só imaginar, mas ele fez essa parede negra, fria, para eu não poder sair dali.

Era uma salinha secreta, de experiências, a gente brincava de sair e entrar naquela sala, pelas paredes, eu deixava o corpo ali dentro e atravessava. Ia para a sala ver meu pai, minha mãe, o que eles estavam fazendo, não me viam, só me sentiam, era essa a brincadeira, aí eu voltava para a salinha e escrevia o que tinha visto.

Aquele homem de preto fechou com uma cruz, para que eu não pudesse atravessar a parede e, quando eu tentasse, ficasse presa dentro da parede. Foi o que aconteceu, meu corpo estava lá na salinha e eu dentro da parede, paralisada, com frio. Dali de dentro eu podia ver que a casa não tinha mais nada, que eles levaram tudo. Como não me acharam, esse homem resolveu se vingar e me prender lá dentro. Ele tinha raiva de mim porque as pessoas que falavam comigo começavam a não acreditar mais nele, não queriam mais obedecer, daí ele fez isso. E eu fiquei ali até morrer. (triste)

Eu ainda estava dentro da parede, vieram dois seres como se fossem dois anjos, me ajudaram a sair de lá, me levaram para o jardim, para ver o sol, me recuperar. Depois me ajudaram a voar, e fomos subindo, subindo, cada vez mais, chegamos em um lugar brilhante, como uma estrela, em uma cidade de cristal, é Vênus. Tudo é feito de cristal, de luz, as pessoas não têm corpo, só um corpo de luz, uma forma com um contorno humano, mas completamente brilhante. Do coração saem raios irradiando, como um arco-íris.

Lá as pessoas são curadas com o amor, com essa energia que sai do coração e a gente aprende como irradiar esses raios para curar as pessoas. Eu fui envolvida por um grupo deles, num círculo, me irradiavam luzes, amor e fui me sentindo bem mais segura, mais tranquila, inteira, e eles foram recompondo o meu próprio corpo de luz. Fui sentindo conforto, uma sensação de paz muito grande, de aconchego, de estar em casa, aqui é a minha casa (suspira). Mas eles não chamam de Vênus, eles nem falam, é como se fosse uma energia, uma vibração, não dizem o nome do lugar, não usam nomes, só usam amor e pensamento.

Não têm nomes, não tem nada sólido, tudo é vibração. Sente-se amor e paz, só de olhar já se sente a cura dentro, parece tudo de cristal, mas na verdade a gente atravessa tudo, é só uma vibração. Pode-se ver tudo, sentir tudo, e era isso que eu tentava fazer lá na Terra. Aqui as pessoas usam luz para se mover, para fazer tudo. Aqui é diferente, não tem plantas como as da Terra, as formas que existem aqui são multicoloridas, de luz, de energia, e a gente conversa com elas, mas sem palavras.

E não precisa usar uma planta para fazer remédio, conversamos com elas mentalmente e aprendemos o que são, para que servem, tudo aqui é inteligente. Existem muitos seres, e todos têm um corpo de luz, voam, estudam, pesquisam, ensinam principalmente a projetar cada vez mais cores do coração. Cada nuance de cor tem uma vibração específica, serve para uma coisa. No início, aprendem-se coisas simples, depois vamos percebendo que há milhares e milhares de cores e cada uma serve para uma coisa.

As casas também são como vivas, emitem cores, e as plantas parecem plantas, mas são radiações, projeções de luz, muito sutis, são milhares e milhares de cores. Não vejo animais. Daqui eles ajudam a curar as pessoas que vivem longe, mas que conseguem enxergar ou sentir essas luzes, pessoas de outros lugares, de outros planetas, lugares que ainda são escuros, de baixa vibração.

Quando algumas pessoas olham para o céu, para cá, só de olhar já conseguem receber a cura, mas têm que olhar muito para cá, para poder chegar até aqui num corpo de luz parecido com o nosso. Quando conseguem chegar perto, vamos buscá-los e levamos até a cidade e, à medida que a pessoa vai chegando, ela já começa a sentir o amor, vai se sentindo amada.

Agora me lembro por que encarnei na Terra: quase ninguém estava conseguindo chegar até aqui. As pessoas olhavam para as nuvens, mas só viam a noite, o céu, como se tivessem nuvens de pensamentos, de sentimentos que não os deixassem enxergar, iluminarem-se, chegar pelo menos à metade do caminho. Então alguns de nós nos reunimos e sugerimos para a Inteligência que descêssemos, e ajudássemos essas pessoas, e a Inteligência consentiu que experimentássemos isso.

Nós éramos sete, os meus pais já tinham estado ali. Certa vez, tinham chegado na metade do caminho, eu fui buscá-los, e então eles me aceitaram como filha. Gostavam muito da natureza, durante a noite dormiam olhando para cá e, quando vieram pela primeira vez, eu e mais um descemos para buscá-los, eles já eram casados e gostaram tanto daqui, do que viram, que se ofereceram para serem meus pais lá.

E agora nessa vida se ofereceram de novo, mas o pai tem medo. Por isso, ele quer que eu faça tudo dentro dos padrões, com provas científicas, deve ser para eu não ser acusada de bruxaria de novo... A minha mãe também tem medo.

A L. (amiga atual) também viveu naquela época, na Inglaterra, mas não é como chamavam, de Inglaterra, era um outro nome. Vejo um moço de cabelo castanho claro, muito jovem, ele tinha um cabelo de cavaleiro. Uma vez eu o vi passando, estava saindo da cidade, foi a única vez que o vi, eu estava conversando com uma planta no jardim e ele passou com uma roupa como as que os cavaleiros usavam.

Eu senti que já tinha visto aquele rosto antes. Ele vinha de outro lugar, de onde ele vinha irradiava o Conhecimento, as pessoas que olhavam para aquele lugar, recebiam conhecimento. Ele não era cavaleiro porque não acreditava em guerras, mas queria vestir-se assim para ajudar as pessoas a se libertarem, a resolverem as coisas de um modo e então viajava muito, sempre sozinho. Usava um manto branco com dourado, tentava impedir as guerras, que as pessoas brigassem, queria que elas decidissem pelo conhecimento. Eu vejo seu rosto na L..

Eu tinha uma amiga lá, a Wica, de cabelos longos, ela sabia tudo a meu respeito, sabia de onde eu vinha, o que estávamos fazendo na Terra. Eu só sabia que gostava de falar com as plantas, mas não lembrava que era de lá. Eu dormia olhando para o céu, meu quarto tinha uma abertura e por ela eu olhava o céu. A Wica também era de lá, é a pessoa que foi comigo buscar meus pais aquela vez no meio do caminho.

O meu irmão foi uma das pessoas que tentei ajudar quando ele estava doente. Ensinei-o como conversar com as plantas, recolher a informação e se curar. Mas não sei bem o que aconteceu, ele não conseguiu se curar totalmente, porque aqui não tinha uma planta como tinha em Vênus, que ele precisava, só uma parecida. Nós procuramos muito, mas não tinha a que precisava, então não se curou, achou que fosse culpa minha ou que eu tinha feito algo errado, e ficou muito bravo, muito revoltado. Durante muito tempo não quis mais falar comigo, mas eu não sabia que aqui não tinha a planta dele. A Wica me ajudou muito a procurar, nós íamos para a floresta de noite, mas não tinha. (angustiada)

Eu usava as roupas típicas da época para não chamar muito a atenção e não parecer estranha para as pessoas, mas a Wica usava sempre uma roupa branca, comprida, os cabelos compridos, e chamava muito a atenção por andar vestida daquela maneira. Era a roupa que ficava mais parecida com a luz que tínhamos lá. Meu irmão ficou muito revoltado porque não encontramos a planta dele e contou para aqueles homens que nós procurávamos plantas à noite, e então começaram a falar de nós, a nos chamar de bruxas.

A Wica foi presa, foi queimada, só que antes de queimar, bateram muito nela, cortaram os cabelos, deixaram bem curto, rasgaram a roupa dela, mas deixaram com a roupa porque diziam que era roupa de bruxa e tinha que ser queimada. Ela era uma parte de mim, do meu amor, da energia, porque viemos do mesmo lugar."

COMENTÁRIOS

Esse caso difere muito da maior parte das regressões que participo, pois essa pessoa afirma pertencer a um outro planeta, segundo ela, Vênus. E a finalidade de ter encarnado aqui foi a de colaborar na evolução da humanidade e do nosso planeta, pois ela vinha de um lugar vibracionalmente muito mais elevado, um lugar regido pelo amor.

Ela nos descreve o planeta e diz que, quando o homem for a ele, não terá nem captará nada, pois tudo é de natureza tão sutil que fugirá à percepção limitada do olho humano e suas máquinas. Isso, aliás, é o que ocorre com os inúmeros fenômenos "invisíveis" que são somente visíveis a poucas pessoas.

Na verdade, somos todos ETs, pois nenhum de nós é realmente deste planeta. Estamos todos, por enquanto, presos à força gravitacional deste planeta, até um dia conseguirmos nos libertar. E isso é um atestado do nosso nível evolutivo e vibracional ainda baixo.

O próprio Allan Kardec quando comenta sobre os mundos superiores, no Evangelho segundo o Espiritismo, diz: "Nos mundos que atingiram um grau superior de evolução, as condições da vida moral e material são muito diferentes das que encontramos na Terra. A forma dos corpos é sempre, como por toda parte, a humana, mas embelezada, aperfeiçoada e, sobretudo, purificada. O corpo nada tem da materialidade terrena e não está, por isso mesmo, sujeito às necessidades, às doenças e às deteriorações decorrentes do predomínio da matéria. Os sentidos, mais sutis, têm percepções que a grosseria dos nossos órgãos sufoca... A leveza específica dos corpos torna a locomoção rápida e fácil... Não estando a alma encerrada numa matéria compacta, irradia e goza de uma lucidez que a deixa num estado quase permanente de emancipação, permitindo a livre transmissão do pensamento... Todos os sentimentos ternos e elevados da natureza humana apresentam-se engrandecidos e purificados. Os ódios, as mesquinharias do ciúme, as baixas cobiças da inveja, são ali desconhecidos. Um sentimento de amor e fraternidade une a todos os homens... A eterna luz, a eterna bondade, a paz eterna da alma, proporcionam uma alegria eterna.".

Voltando ao caso, essa pessoa é uma curadora e está praticando isso dentro da área de cura que mais sintoniza com a sua natureza: as Terapias Vibracionais. Mas, infelizmente, a velha Inquisição, embora mais suave e travestida, continua tentando obstaculizar a evolução e a libertação do homem, em todas as suas áreas, rotulando o que é oficial e o que não é, o que é científico e o que não é. Novamente, o velho conhecimento demonstra o seu medo do novo conhecimento, por acreditar, erroneamente, que o novo veio para destituí-lo, para superá-lo, para destruí-lo, quando na verdade o novo veio ajudá-lo a evitar a autoasfixia pelo ar poluído do seu ranço conservador, propondo-lhe a evolução, a expansão.

Tenho participado de muitos debates e encontros com médicos alopatas, psicólogos, representantes dos Conselhos, etc. e concordo com sua afirmação de que somente os médicos podem receitar os medicamentos alopáticos, pois estudaram e estão capacitados para isso e somente os psicólogos podem utilizar as técnicas oficiais de tratar os problemas psíquicos das pessoas, pois se aperfeiçoaram nisso. E então, qualquer pessoa que não tenha cursado uma Faculdade de Medicina ou de Psicologia e que exerça esses métodos de tratamento estará incorrendo no exercício ilegal de uma profissão, por não estar legalmente habilitado a isso.

Mas os terapeutas vibracionais, holísticos, não necessitam ter cursado uma Faculdade de Medicina Alopática ou de Psicologia dessa vida apenas, pois a Terapia Floral, a Bioenergética, o Reiki, o Shiatsu, a Cromoterapia, etc., não são Medicinas ensinadas nesses estabelecimentos oficiais, e sim Medicinas ensinadas em cursos alternativos e, portanto, qualquer pessoa que realize esses Cursos de Formação, pode exercer essas Medicinas. E não precisam ser médicos ou psicólogos para isso. O imprescindível é que sintam *amor no coração, honestidade de caráter, uma firme postura ética e moral e uma grande vontade de dedicar sua vida a ajudar seus semelhantes.*

Seria ótimo se todos os curadores soubessem mais e mais técnicas de cura oficiais ou alternativas. Mas, por enquanto, pelo desconhecimento e pelo medo de ser diferente, os curadores oficiais, em sua maioria, confundem Medicina com a Medicina Alopática e Psicologia com a Psicologia acadêmica. Acreditam que somente as técnicas tradicionais são eficazes e que as Terapias Vibracionais e as modernas formas de Psicoterapia são apenas uma moda passageira, que são "aguinhas", mera sugestão, "bruxarias", placebos. Na verdade, são Medicinas e Psicologias mais antigas e profundas do que as oficiais, são muito utilizadas em outros países e culturas, e estão colaborando para formatar a Medicina Holística e a Psicologia Integral do amanhã.

A história sempre se repete: todas as grandes inovações, em todos os ramos do conhecimento humano, sempre esbarraram nesses pré-conceitos, nessa resistência oficial, nessa dificuldade de aceitar a evolução. Os livros de História estão repletos de exemplos e, mesmo assim, a cada salto evolutivo, o mesmo filme é reprisado. A Ciência ainda está muito atrasada, principalmente devido a essas eternas resistências oficiais, e precisará evoluir muito, para entender o que são as Terapias Vibracionais. Ainda está apenas limitada aos fenômenos visíveis e mensuráveis e, por isso, o seu grau de atraso é tanto que ainda não consegue comprovar esses modernos métodos de cura! A afirmação de que algo que funciona e que milhares de pessoas utilizam não tem comprovação científica, é um atestado do atraso da Ciência. Isso que a Física Quântica já é centenária...

Esse impasse milenar somente terminará no dia em que todos entenderem que não existe o velho e o novo, e sim que esse é apenas a continuação daquele e que não existe o oficial e o alternativo, e sim que esse é aquele amanhã. Quando o alternativo se tornar oficial, certamente surgirá um novo alternativo e a história tenderá a se repetir e o mesmo filme ser reprisado, pois os curadores oficiais de então, irão temer os novos curadores.

E assim caminha a humanidade, lentamente, com avanços, retrocessos, precursores, resistência, combate, crítica, ironia, aceitação... Mas sempre vai para a frente.

15
A Tristeza, a Falta de Confiança, a Falta de Rumo
M.C., 34 anos, sexo feminino

Fui advogada durante oito anos. Morei em vários países. Agora abri uma firma de moda e de joias. Mas estou sempre correndo, sempre atrás não sei de quê, sempre cheia de compromissos! Já toquei piano, eu queria fazer Belas Artes. Sou muito espiritualista, faço yoga há dez anos, mas estou perdida, sem rumo, sem direcionamento, queria ter uma atividade definida, mas o quê? Estou sempre me envolvendo com os outros, ajudando, não sei dizer não, sempre me doando, um estresse, não estou centrada. Qual é o meu caminho?

SESSÃO DE REGRESSÃO

"Uma floresta, parece que estou correndo, é uma guerra. Explosões, muito barulho, vejo capacetes, me dá um desespero, me sinto cansado, esgotado! Sou um homem, sou soldado, uma vegetação muito fechada, alguém está me carregando, agora estou imóvel, vejo a minha mochila no chão, acho que morri. Sinto dor nas costas, é a mesma dor que sinto às vezes (na vida atual), acho que eu me machuquei lá, parece que tenho algo cravado nas costas, mas pode ser um tiro. (com dor)

Agora é antes, eu me vejo de uniforme, pegando um navio, me despedindo de uma mulher, Marie, é a 2ª Guerra, na França. Sou Pierre, agora já estou em alto mar, tenho medo, não sei o que vem, é uma mistura de força, entusiasmo e medo.

Agora me veio uma imagem completamente diferente: um deserto, um oásis bem grande, tem uma tenda cheia de coisas dentro, tapetes, coisas penduradas, almofadas. Sou uma mulher, vivo aqui, sou filha de alguém ali de dentro, tenho uns dezessete ou dezoito anos. Eu lido com metal, com correntes, com joias, sou alegre, sou bonita, a minha vida é boa. (sorrindo) Tem crianças, é um dia de sol, mas vejo agora todos correndo, como se fosse uma invasão de bárbaros, estão todos gritando. (assustada)

Me levaram num cavalo, me sequestraram, eles pegaram as mulheres, estou amarrada em algum lugar, me prenderam. É de noite, não entendo o que falam, são homens escuros, estou amarrada. Eu sei que eles vão me vender, é como se eu não estivesse acreditando que isso está acontecendo comigo, nem sei onde estou... (suspira)

Agora estou livre, vejo uma carroça, estou entre ciganos, sou a mesma mulher, acho que fui comprada, os ciganos me compraram. Não me tratam mal, mas me sinto sozinha, muito angustiada. Acho que eu ajudo eles, trabalho com metais, faço correntes. Vejo uma fogueira, tem muitas pessoas, muitas carroças.

Não estou mais presa, estou solta, eu danço, tem um homem que me olha muito, é sério, mais velho, acho que ele é o chefe, tem um poder, é como se estivesse querendo me conhecer. Acho que vou fazer amor com ele, botei uma corrente com um símbolo no pescoço dele, é numa tenda, eu estou gostando. Ele era muito fechado, acho que casei com ele, parece o G., é o meu ex-marido! (atual) Ele também queria ser dono de mim... (sorrindo)

Eu lido com ervas, eu curo, estou preparando alguma coisa. Tenho o cabelo crespo e longo como agora. Eu quero mais conforto, a vida é dura lá. (sorrindo) Me vem Espanha, em 1400 e alguma coisa. Ele às vezes vai embora e eu fico sozinha, eles viajam, parece que vão lutar, nós ficamos. Ele voltou ferido, me vejo cuidando dele agora, na corrente que eu dei para ele tem uma lua, uma estrela pendurada, e, parece, uns dizeres árabes atrás. Ele morreu e eu botei o colar novamente no meu pescoço. Dizem que vou ter que comandar ali, mas os homens não querem. Agora estou aprendendo a atirar faca.

Me sinto triste, como se tivesse responsabilidades, não posso mais fazer aquelas coisas que eu gostava, tenho que me preocupar com outras coisas. Me sinto nervosa, infeliz, mas tenho que aprender a ser forte, dura. Parece que eu vou viajar para conseguir algo, um sustento, acho que me tornei responsável por pessoas.

Agora entrei num templo, acho que é um mosteiro, vejo as paredes de pedra. É em outra época, estou me vendo um homem, na Idade Média, pobre, mal vestido, puxando um carrinho, parece que sou um religioso. Uso uma roupa meio esfarrapada, aquele cordão franciscano na cintura, sou Antônio, na Itália, eu faço serviços, ajudo, rezo. Vivo para isso, eu gosto, é uma vida calma.

Tenho uns trinta anos, mais ou menos em 1600. Voltei a sentir dor nas costas, eu durmo no chão duro, tudo é muito pobre. É tudo de pedra, tem uma porta grande de madeira. São padres. Estou lendo, com uma vela, sou bastante resignado, parece que eu sei que poderia fazer mais coisas, mas não faço muitas coisas, não acontece nada. (triste)

Me vejo numa carroça, saindo do mosteiro, indo embora, tem alguém me levando para algum lugar onde tenho que ir trabalhar. Estou ali na estrada. Ensino crianças a ler, a escrever, eu ensino religião. Agora estou numa sala onde dou aula, tenho os dedos sujos de tinta, mas eu não acredito em tudo que ensino. Principalmente na Religião eu me questiono, me vejo pensando nisso, como se eu fosse obrigado a cumprir ordens. Ali eu tenho lugar para morar, comida, é um dilema entre continuar ou não. Me sinto uma pessoa muito boa, muito pura, mas sou muito só, me vejo caminhando num bosque, sempre com essa roupa franciscana.

Estou sendo julgado ou repreendido por alguém mais poderoso, com roupas mais suntuosas, estou na frente dele, ele é gordo, está falando, escrevendo. É o poder da Igreja, eu sou aquele padre, acho que fiz alguma coisa que não podia. Na ânsia de informações eu conheci pessoas em tabernas, pessoas que falavam de coisas que a Igreja condenava, eu fui preso, me botaram num cárcere, só o que me resta é orar, não tem saída, vão me matar. Eu abriguei pessoas na minha casa consideradas hereges. Mas alguém interferiu por mim e estão me soltando.

Agora me vem a imagem de uma mulher jovem, de cabelo escuro, usa uma roupa comprida, está entrando numa prisão. Parece eu. É em outra vida, vai soltar alguém, ela ensina Filosofia. Tem uma mulher velha, horrorosa, é poderosa, é minha madrasta, ela me segue, me controla, diz que eu sou louca, mas no fundo ela tem medo. Diz que eu sou irresponsável, que falo coisas, leio coisas que não deveria, que sou atrevida, e a Igreja não gosta. (irritada)

Me vejo mexendo na mesa de meu pai, estou num castelo, sei lá, parece, tudo é alto, grande, parece que ela quer cortar minhas asas, e eu sou metida mesmo (sorrindo)! Eu sei que ela é ruim e faço coisas para provocá-la, meu nome é Giovanna, é na Itália. Meu pai está velho e ela quer ter o poder. Eu gosto de saber, de aprender, de ter informação, de ler coisas e não deixam. Eu sou contra a Igreja.

Me obrigam a casar com um homem que não gosto, como se fosse uma coisa arranjada, me vejo falando isso para alguém da Igreja. Eu era muito atrevida mesmo. (sorrindo) Dizia o que pensava das falsidades da Igreja, da corrupção. Eu me preocupava muito com as questões sociais e essa mulher ficava quase louca. Eu a vejo falando com um homem velho, acho que é o meu pai, articulando, dizendo que eu sou perigosa, que eu posso deixá-los mal, que a Igreja poderia fazer coisas contra eles. (indignada)

Eu caso e vou para muito longe, mas bem mais tarde eu volto, parece Firenze, não sei. Não fui muito feliz com esse homem que casei, eu era tão sincera... (triste)

Eu consegui tirar pessoas da prisão. Por ser filha dele eu conseguia entrar. E é interessante, naquela vida eu fui tirada da prisão, agora eu que conseguia libertar pessoas injustiçadas. Acho que ele é mesmo o meu pai. (atual) Essa madrasta quis me envenenar, quase conseguiu, me deixou muito fraca, me vem a imagem de uma tia minha, irmã do meu pai, acho que é ela.

Agora mudou, está chovendo, estou numa cidade, com chão de paralelepípedos. Tem barulho de cavalos, carruagens. Sou escritor ou eu escrevo, não sei, é em Paris, é 1800 e alguma coisa. Gosto de beber, gosto de música, eu vou à ópera, escrevo sobre política. Estou vendo as ruas, acho que dou aula em uma universidade, aula de direito, sou professor e advogado. Sou Jean-Pierre Geraux, tenho uns cinquenta anos, tenho um empregado, mas moro sozinho. Quantas vidas eu passei sozinha... (suspira)

Sou uma pessoa sensível, que gosta de ler, escutar música clássica, acho que sou viúvo, não tenho filhos. Sou melancólico, mas ativo, sou respeitado, tenho um escritório em casa, muitos livros. Vejo a sala, a janela dá para a rua. Tenho alguma ligação com o governo, eu tenho ideias políticas, sou contra algumas coisas, vejo homens irem lá em casa me visitar, trocar ideias. Sou muito ativo, mas muito só. (triste)

Me vejo agora mais velho e ainda nessa mesma coisa, sempre ali, em casa, com os livros, cuidado por amigos. Estou na cama, com tuberculose, muito fraco, dizendo para alguém redigir algo. Eu deixo as minhas coisas para o filho de um amigo, alguém que eu tinha quase como um filho, é o meu irmão (atual), o porte físico é igual, só o vejo por trás, de costas, mas é ele, sim.

Eu morro, estão me levando embora de casa, muitos homens de chapéu, muitas pessoas conhecidas, o meu corpo está dentro do caixão. Está todo mundo em silêncio, tem uma mulher chorando, acho que era a empregada. Eu estou na sala, de pé, olhando a casa, me despedindo, tem uma luz, uma imagem, mais alta do que eu, feita de luz, eu sinto alguém me tocando no ombro, me sinto protegido. A luz é muito forte, branca, não sei se é um anjo, mas me sinto seguro. Chegou a hora de ir embora, é muito sutil, não sei onde estou, é muita luz.

Me veio a palavra "revisar", é em outra dimensão, não me preocupo mais, é como se tivesse uma leve lembrança do que passou. Estou num hospital, é tudo muito claro. Tem uma janela que mostra a natureza lá fora, é uma sala grande, tem umas quinze pessoas, tem pacientes, médicos, enfermeiros, todos de branco. Tem mesas, camas, uns estão deitados, eu já estou ajudando, como um enfermeiro, algo assim, como se eu trabalhasse também.

Chamam de Cidade da Luz e Hospital da Luz. Na rua tem grama, árvores, é um jardim, tem muitas pessoas. Agora saí daquela sala, vejo uma outra sala com pessoas sentadas, é uma sala de aula, tem pessoas estudando, lendo, tem cadeiras, mesas, escrivaninhas, uma imagem de luz na frente. Estamos estudando a vida, a vida de cada um, estudamos o Cosmos, estamos revisando a nossa vida, aprendendo sobre os diversos Planos.

Estou sentado lá naquela sala, planejando vir para ensinar sobre esse plano sutil, abrir a mente das pessoas sobre isso. Escuto alguém me dizendo: "Vais enfrentar conflitos." Me veio a carta do carro no Tarôt: aprender a viver, manter a luz e o conhecimento no meio do conflito, saber continuar, ir adiante, o movimento mantendo a sabedoria, equilibrar forças opostas, as numerosas atividades. Estou sentado naquela sala, tem um livro aberto mostrando as cartas do Tarôt.

Vejo um Mestre, de barba, tem muita luz em volta dele, é Saint Germain! (maravilhada) Tem uma luz violeta, ele está todo de branco. Tenho que aprender a transformar. Ele está me mostrando as páginas de um livro, diz: "Fala para ti mesmo, te será dado o poder de transformar, mas não esquece da humildade nem de todo o conhecimento que tu carregas. Serão muitas as tentações, as lágrimas, mas que a sensibilidade não te deixe esmorecer e deprimir, te será dada a força, não te deixes entristecer. Poderás escolher muitos caminhos mas te será cobrada a informação, deves passar a informação. Os canais serão abertos, segue a tua intuição, amplia a tua aura.".

Perguntei para ele: "Por que eu vim para cá?" Ele diz: "Tu foste para servir, é o medo que te enche de dor, confiar é a palavra-chave!" Perguntei para ele: "O que devo fazer?" Ele diz: "A informação te será passada por inspiração, trabalha na tua aura, pratica meditação, a tua força está nisso.".

Ele diz que eu sou como um trem com muita força, mas sem trilho, e o trilho é Espiritual, que devo trabalhar com a luz. Ele virou a página e veio a carta do mundo, que é a última carta do Tarôt: a conquista, um final feliz. Tenho que estudar muito, as joias é um dos trilhos, mas tem um outro, o Direito foi um trilho passado, justiça e política, virá a oportunidade.

Perguntei: "O que está errado na minha vida?" Ele respondeu: "A ansiedade"."

COMENTÁRIOS

Essa senhora inicia sua regressão vendo-se como um soldado que morre, talvez com um tiro nas costas, uma dor que persiste até a atual encarnação. Precisamos ficar atentos para as consequências físicas e psicológicas de traumas muito antigos de outras encarnações. Hoje, eu teria lhe perguntado: "E depois que teu corpo morre... tu és um Espírito... para onde vais?" E ela teria recordado sua saída do corpo, sua subida para o Plano Astral, onde, aos poucos, a dor nas costas iria desaparecendo, desaparecendo, até sumir...

Lembro-me de que uma vez observei a cura de uma sensação dolorosa de uma paciente, na parte externa da sua coxa esquerda, sem diagnóstico clínico, resistente a vários tratamentos dermatológicos. Durante a consulta, tive na minha tela mental a visão de uma cena em que um homem caía de uma escada, para o lado esquerdo, dentro de uma biblioteca antiga, na qual ele trabalhava ou passava o dia inteiro lendo e estudando. Relatando isso para a paciente, comuniquei-lhe que essa dor talvez pudesse ter sua origem naquela queda, naquela vida, que ela poderia ter sido esse homem e que a impressão que ele me passava era de uma pessoa que passava a vida dentro daquela biblioteca. Ela, muito surpresa, me comunicou que a sua profissão atual era de Bibliotecária! Receitei-lhe um spray de essências florais restauradoras da aura para lesões dos corpos sutis e com o uso do spray, em um ou dois meses ela libertou-se dessa sensação desconfortável que a incomodava há quase vinte anos!

Mas voltemos a esse caso. Ela, em seguida, vê-se como uma mulher que foi raptada e vendida para ciganos, e que lidava muito bem com joias, com metal, aptidão que permanece até hoje, pois é uma de suas atividades profissionais, tendo feito, inclusive, cursos no exterior sobre essa arte. Ela casa com um chefe daqueles ciganos, que lhe parece ser seu ex-marido e que também hoje queria dominá-la...

Mais tarde, vê-se como um padre de nome Antônio, franciscano, muito caridoso, desprendido de valores materiais, muito preocupado em ajudar e doar-se, características dessa paciente ainda hoje. Ele é preso, é libertado, mas antes sofre o trauma do medo de ser morto, ser julgado, e essa é outra questão que precisamos considerar em pacientes nos quais sentimos uma grande força interior, mas que se autobloqueiam por medo, por temor, por um receio profundamente inconsciente, muitas vezes originado em julgamentos, prisões, torturas ou morte violenta em encarnações passadas. Esses casos parecem contrariar a noção de Personalidade Congênita, mas, na verdade, essas pessoas mantêm a mesma personalidade, apenas estão autobloqueados, autorreprimidas, por medo de soltar seu poder.

A sua próxima encarnação é na Itália, uma mulher de nome Giovanna, que é muito preocupada com as questões sociais, as injustiças, as hipocrisias, um modo de ser que se repete mais tarde como Jean-Pierre, e ainda hoje, quando fez o curso de Direito.

A sua vivência no período intervidas, como Jean-Pierre Geraux desencarnado, após ver seu corpo sendo levado e sepultado, é semelhante a outros relatos no livro. É encaminhado a um hospital, o Hospital da Luz, na Cidade da Luz, e é atendido por enfermeiros e por médicos. Mais tarde passa a frequentar aulas, a assistir palestras, onde estudam e debatem questões referentes à vida, aos erros mais comuns das pessoas, às dificuldades da encarnação, à Missão pessoal de cada um, etc.

No final, encontra o Mestre Saint Germain, naturalmente irradiando a cor violeta, que a ensina muitas coisas sobre como ela deve ser, como utilizar o seu poder, o seu conhecimento para transmitir a informação a respeito dos planos sutis, sobre a verdadeira espiritualidade. Mas a adverte que não deverá permitir que sua excessiva sensibilidade a enfraqueça, não deverá entristecer-se, deixar-se esmorecer, e necessitará encontrar seu "trilho" e trabalhar com a Luz. Mostra-lhe a carta do carro – aprender a manter a Luz e a Sabedoria no meio do conflito – e a carta do mundo – a conquista, o final feliz!

E atentem que ela está errando exatamente aí, no excesso de sensibilidade que a enfraquece, a entristece, a faz esmorecer e na dificuldade de encontrar o seu caminho, o seu rumo.

Ela vem alternando encarnações com maior ou menor poder, senão vejamos: no século quinze foi aquela adolescente raptada que acabou tornando-se chefe daquele povo; já no século dezessete foi o padre Antônio, demasiadamente humilde e resignado; mas como Giovanna, na Itália, revelou o seu poder lutando contra as injustiças sociais, porém fraquejou em aceitar casar com um homem que não amava. No século dezenove, como Jean-Pierre Geraux, foi um advogado, um intelectual, mas solitário, melancólico. Notem que ela comenta que estava percebendo-se sempre só em todas essas encarnações. Provavelmente, a sua última encarnação foi como aquele soldado morto, com um tiro nas costas, e isso deve lhe ter tirado um pouco da vontade de lutar.

Esse encontro que ela teve com Saint Germain, ao final da sessão de regressão, certamente ocorre algumas noites durante o sono do seu corpo físico, mas ao despertar, esses ensinamentos permanecem "esquecidos" no Inconsciente, não atuando fortemente sobre a sua vontade consciente, de vigília.

Esse encontro acontecerá também quando o seu corpo físico morrer, aí fará a avaliação dos seus erros e enganos durante essa encarnação que findou, e só restará então lamentar, aprender com o erro e planejar uma nova oportunidade, quando tentará novamente acertar. Mas o que mais tenho observado em sessões de regressão é a tendência à repetição do erro! Por isso a Psicoterapia Reencarnacionista propõe-se a trazer ao Plano Terreno um método semelhante ao que é realizado no Plano Astral, de avaliação da encarnação, com a vantagem de isso ser realizado enquanto ainda estamos aqui.

Entra aí, então, o maior benefício desses encontros com Mestres que algumas pessoas têm o merecimento de realizar, que é o recebimento dessas lições aqui, durante a encarnação, oportunizando-lhes a mudança e a correção do erro agora!

16
A FALTA DE CONFIANÇA, A BAIXA AUTOESTIMA, A VITIMAÇÃO
R.N.S., 27 anos, sexo masculino, Contador

Diabete desde os dois anos de idade. "Muitas falhas na minha criação, fui sempre muito castrado, bem comportado, o queridinho do pai e da mãe, sempre muito estudioso, me anularam! É difícil me libertar do que me fizeram, de como me criaram: preso, sem objetivo, sem finalidade na vida. Estou sempre cansado, com sono, tenho uma insatisfação, sou muito desatento, distraído, inquieto, uma desordem mental. Sou covarde, medroso, a minha mãe sempre fez tudo por mim e então me anulou.

SESSÃO DE REGRESSÃO

"Uma luta, uma confusão, muitos cavalos, armaduras, muitos gritos, eu estou correndo. Tem muita luta, gente correndo, crianças, soldados a cavalo contra pessoas, estou me defendendo dos cavalos, dos golpes, mas é difícil escapar, vejo pessoas sendo mortas, quero sair, quero fugir, somos camponeses e eles estão de armadura. (com muito medo)

Agora eu caí, estou sendo pisoteado, eles estão indo embora. Continuo caído, estou deitado, um homem de barba me dá a mão para levantar, consigo ficar de pé, mas estou tonto, vamos caminhando, olho para trás, tanta gente morta, tantos feridos. Ele veio me ajudar, estou na casa dele, está cuidando de mim, não estamos conversando, estamos em silêncio.

Agora estou num penhasco, olhando o mar lá embaixo, sou um solitário, lá no topo a visão é muito bonita. Estou sentado, fico observando por muito tempo. Tem uma luz muito forte, um clarão na minha frente, é a explosão de um vulcão, estou parado, de pé, perplexo, de braços abertos, a explosão foi longe, não me afetou. Fui lá para ficar sozinho, ali é bom, o pôr-do-sol é muito bonito, a noite cai, eu fico ali parado, gosto de ficar contemplando.

Sinto uma barreira que não consigo transpor, é alta, forte, não me deixa ver nada, desisto de transpô-la. Estou na frente dela, como se fosse o fim do meu caminho, ela é uma imposição colocada ali para que eu não passe, me empurra para trás, não tenho força, os meus braços doem. Eu tento, mas não consigo, ela me empurra contra a parede, não tem saída, estou preso, forço para me libertar, mas não consigo.

Estou parado, trancado, não consigo me mexer entre a imposição e a parede. Não tenho mais forças para lutar, eu desisto. É criada por mim mesmo, criei para ficar parado, uma forma de me podar, de não me deixar evoluir, de me deixar cansado. É bem mais forte do que eu, não me deixa passar, é uma incapacidade minha de ir à frente, de arcar com a responsabilidade, de realmente viver, sempre esperando que alguém venha me ajudar.

A minha diabete vem disso, de não acreditar em mim, não confiar em mim, me achar incapaz, ter que depender dos outros, me achar um coitadinho, ter pena de mim. Há muitas vidas tenho sido assim, é um peso! Eu carrego essa diabete há muitas vidas, sempre por não acreditar em mim!"

COMENTÁRIOS

É sabido, nas Medicinas energéticas e espirituais, que uma das personalidades que fazem diabete são as pessoas que sofrem de autopiedade, de vitimação, de incapacidade, de baixa autoestima, uma atitude de desistência, uma estagnação, um viver amargo, que faz com que criem um meio interno "doce" para si. Uma pessoa com esses autoconceitos e sentimentos pode tornar-se parada, contemplativa, de baixa energia, e como o pâncreas é a glândula encarregada da produção da insulina, cuja função é facilitar o ingresso da glicose para dentro das células a fim de gerar energia, e esse tipo de pessoa não precisa de muita energia, o pâncreas, por um mecanismo de autofeedback, vai parando de produzir a insulina, até que surge a diabete. No caso de a doença surgir na infância, como no caso desse homem, trata-se de um mecanismo repetitivo, psíquico (causa) e físico (consequência), de outras encarnações. Uma possibilidade de cura é a mudança radical nessa maneira de ser, o paciente passando a enxergar-se e à vida de um modo completamente diferente, ou seja, a vida tornar-se "doce" e a pessoa alegre, ativa, forte, segura e motivada. Mas é preciso uma grande força de vontade e determinação para que ocorra essa reforma íntima, essa "docificação", e isso é justamente o que falta a esses pacientes. Essa é sua doença, e a maioria não consegue modificar-se, então necessitam dos medicamentos alopáticos, que felizmente existem, mas não têm a possibilidade de curar realmente.

Evidencia-se novamente nesse relato a manutenção de sua postura de vitimação, a autopiedade, o amargor, a sensação de incapacidade e de fracasso que o acompanham há algumas encarnações, causando nesta atual encarnação o ressurgimento da diabete, com apenas dois anos de idade.

Durante nossa conversa, após o retorno, comentando essas descobertas, ele fez o seu próprio diagnóstico, ao afirmar que tinha a sensação de ter um "pâncreas contemplativo". Será que se curando de seus autoconceitos depreciativos e pessimistas, passará a necessitar de mais energia e seu pâncreas, então, se verá obrigado a produzir insulina para acompanhar o novo ritmo existencial? Será realmente possível curar essa doença assim? Os seus exames laboratoriais estão cada vez melhores, mas ainda falta mais força de vontade para curar-se de vez.

Embora não tenha referido características de sua personalidade naquelas duas encarnações passadas (o camponês assassinado e o contemplativo da montanha), ele retornou da regressão com a sensação de ter sido do mesmo modo como se vê na atual encarnação, o mesmo jeito passivo de ser, a mesma resignação, impotência e desânimo existencial. Percebeu o que afirma a Psicoterapia Reencarnacionista: na sua infância apenas afloraram as características que já trazia consigo e era incorreto o seu raciocínio de que ele se tornara assim por causa da postura dos pais na infância de "castrá-lo" e de "podá-lo". Ele entendeu que já nasceu "autocastrado" e "autopodado" e que reencarnou justamente para curar isso em si!

Culpar os coadjuvantes da nossa infância por características negativas nossas, que já reencarnaram conosco, é perda de tempo e uma maneira limitada de ver e analisar, embora usual nas escolas psicológicas não-reencarnacionistas. A Psicologia Tradicional, não trabalhando com o antes, precisa encontrar as "causas" na infância, e com isso reforça as figuras da vítima e do vilão, enquanto a nova Psicoterapia Reencarnacionista trabalha com a noção da trajetória encarnatória em busca da evolução, e tem, então, uma visão muito mais ampla.

Um caso como este, somado a outros de pessoas que sofrem de diabete e têm uma personalidade muito parecida na questão da autopiedade, da vitimação, da resignação e da baixa autoestima, sinaliza que, talvez, uma das causas da baixa produção de insulina por seu pâncreas esteja realmente relacionada com o amargor, com a falta de uma visão "doce" da vida. A causa não está na genética, está antes, mas isso só será comprovado quando a Ciência evoluir mais e começar a pesquisar esse antes, mas para isso precisará endereçar-se cientificamente para o "invisível", sem confundi-lo com os conceitos religiosos. Continuemos estudando profundamente os pacientes diabéticos e quem sabe encontraremos a sua cura real.

17
A Mágoa, a Tristeza, o Abandono
E.N., 53 anos, sexo feminino, Auxiliar de Enfermagem

Enxaqueca há vinte anos. Insônia crônica. "Meu pai era muito agressivo, muito violento, eu era uma das que mais apanhava, ele sempre me batia na cabeça, me batia demais, de sair sangue do meu nariz, do ouvido, parecia que ia me matar! Quando eu nasci, ele não me aceitou porque queria que fosse um filho homem, já tinha duas filhas. Sou muito depressiva, tenho crises de choro, o trabalho é a única coisa que me dá vida, trabalho desde os onze anos de idade. Sou tensa demais, não relaxo. Minha vida afetiva é horrível, tenho medo dos homens.

SESSÃO DE REGRESSÃO

"Estou em uma igreja ou um Templo, cheguei aqui, vão trocar toda a minha roupa, são senhoras, deusas do Templo, meu nome é Isabel. Eu fui para esse lugar, vão me colocar vestes brancas, vou estudar ali. O Templo é todo branco, eu vou trabalhar ali, ainda não posso participar das reuniões. Tem homens, mulheres, alguns com vestes brancas, esvoaçantes. Eu estou admirada, é tão bonito, são rituais, estão louvando, eu quero chegar lá, mas me falta bastante desenvolvimento ainda. É em Delfos, tem um local onde o Mestre fica, com oito colunas, as pessoas inclinam-se para ele, fazem orações, ele está sentado, de branco. Todos se retiram, eu também estou saindo.

Agora mudou, é outra vida, uma casa de pedra, na Itália, é final de tarde, estou com muito medo, me sinto abandonada, me deixaram sozinha, tenho dezesseis anos, me chamo Maria, a minha mãe está de luto, de roupa preta, o meu pai morreu, fiquei sozinha com ela. Me sinto muito triste, eu me dava bem com ele, ele era camponês, trabalhava na terra. Tenho muito medo do abandono, de ficar só, de não ter mais ninguém, não me dou muito bem com minha mãe. (triste)

Uma areia, um rio, sou um garoto, meu pai está na água tentando sair, foi um tiro, atiraram nele, ele não pertencia àquele grupo, eram marinheiros. Ele caiu na água, eu estou de pé na margem, meu nome é José, tenho onze anos. Tem rochedos, montanhas, muitas pedras, é na costa da Itália, 1823. O meu pai morreu, sinto uma dor muito grande, tenho medo de ficar sozinho, eu me dava bem com ele. Estou tentando voltar para casa, tenho que voltar, a minha mãe está esperando, sinto muito cansaço de tentar ajudar meu pai a levantar na praia, mas ele foi embora com as águas. (triste)

Tenho uma dor muito grande no peito, minha casa é longe, lá em cima da montanha, a minha mãe vem ao meu encontro, chorando, me abraça. E agora, como é que a gente vai viver? Entrei em casa, na sala, sentei num banco de madeira, minha mãe está sentada do outro lado. Vamos ter que sair daqui, eu e ela, o meu irmão já saiu. Agora estamos em uma estrada de chão batido, vamos para uma cidade perto dali, vamos a pé.

Tem casas, muita gente, estou trabalhando numa loja, estou irritado, com raiva, muita gente estranha, eu preferia ter ficado lá. Estou no balcão, pessoas estranhas, não conheço ninguém, me sinto sozinho. Minha mãe foi embora, pegou um barco e foi para Veneza, morar lá, e eu fiquei. Moro com uma senhora e um homem, um casal, tenho que estudar, vou para a escola. Tem várias crianças, um professor, estudo História, eu gosto de Ciências. Estou programando ir a Veneza.

Parece que tem alguém falando comigo agora, não ouço bem, mas estou entendendo que a causa da minha enxaqueca é uma mágoa com meu pai, ele não gosta de mim e eu também não gosto dele. Ele me bate muito, em qualquer lugar, nas costas, na cabeça, tenho oito anos, meu nome é E., é nessa vida agora. Ele era ruim porque ficou sozinho, era órfão e achava que todos tinham que apanhar, já que ele apanhou muito na infância. Ele queria que eu nascesse homem, é por isso que ele não gosta de mim. (triste)

Estamos mudando de casa, eu tenho só dois aninhos, tem muito mato ao redor da casa, tenho muito medo de tigre, de leão. Ele voltou lá para a casa da vó, ficou a mãe, eu e meus dois irmãos, ele voltou para trabalhar.

Eu estou sozinha, tenho muito medo, não gosto daqui, minha mãe também tem muito medo, ela fecha tudo! Tem uma tia morando com a gente, irmã do meu pai, ela é doente, muito brava, tem uma doença na cabeça. Ela bate nos meus irmãos, mas de mim ela gosta, eu sento no colo dela, ela deixa eu sentar no colo dela. Mas não vai ficar com a gente, vai para um hospital, onde tratam doentes da cabeça, sinto pena, eu gosto dela. Fico muito triste, pois ela está indo embora e não quer ir, tenho saudade dela, a mãe fala que ela não vai voltar mais. (chorando)

Ela não voltou, meu pai diz que ela é louca, ele já voltou, ele não gosta de mim, só pega a minha irmã no colo, para mim ele diz: "Sai daqui!". Meu irmão, ele também pega no colo, mas eu não. (magoada)

Ele é aquele meu pai na água, aquele que mataram, lá a gente era amigo, agora ele queria que eu nascesse homem, por isso que ele não gosta de mim. Todo mundo grita "Que bom que ele morreu!". Não sei se ele era ruim, ele roubava no navio e atiraram nele. Aquela mãe é a mesma dessa vida, meu irmão atual era meu irmão lá também. Ele tinha lepra no rosto, eu cuidei dele, até ele morrer.

Eu reencarnei para aprimorar meu conhecimento, cuidar de doentes, a gente precisa fazer o bem, vejo alguém que me diz isso. Parece que depois eu vou poder descansar dessa minha tarefa aqui, ainda preciso melhorar a minha parte espiritual, eu faço muita caridade, faço com muito amor, mas preciso reforçar o meu lado masculino, ser mais forte, mais decidida. Preciso me curar desse medo, dessa dor, tirar essa mágoa de dentro de mim."

COMENTÁRIOS

O seu pai daquela encarnação, que foi assassinado, é o mesmo pai dessa encarnação atual, lá provavelmente ele era muito agressivo e brigão, e na vida atual ainda não mudou. Parece que pai e filho davam-se bem naquela vida, mas nessa, por ela ter encarnado do sexo feminino, isso gerou uma aversão de seu pai, que então a rejeitou. Os fortes sentimentos de abandono e tristeza que ela já trazia das outras encarnações foram muito amplificados na atual pelas agressões de seu pai, originando uma enxaqueca crônica, agora já em processo de cura.

Em uma encarnação anterior também referiu a perda do pai, camponês, reagindo com abandono e tristeza e em outra, mais antiga, levava uma vida monástica, em um Templo, de muita religiosidade. Na encarnação em que o pai foi assassinado, ela já mostrava uma tendência a cuidar de doentes, no caso o seu irmão com lepra.

Embora as situações traumáticas que viveu na infância atual justifiquem aparentemente, por si só, a sua dor, a mágoa, a tristeza e o abandono, notamos que isso já veio com ela das encarnações passadas, e por isso é tão intensa e tão marcante, a ponto de gerar uma enxaqueca crônica, a insônia e uma tensão constante. Se não houvesse esse substrato anterior, provavelmente esses fatos de sua infância teriam lhe marcado, mas não tanto. É pela intensidade dos sentimentos negativos e das características negativas de personalidade que podemos saber se algo já veio conosco ou originou-se na atual encarnação.

Durante a sessão ela entra em sintonia com um Amigo Espiritual que lhe diz da verdadeira causa de sua enxaqueca, a mágoa, e no final a aconselha a aprimorar os seus conhecimentos, cuidar de doentes, aperfeiçoar mais a sua espiritualidade, tratar da dificuldade com seu aspecto masculino interno e a curar a sua tendência congênita de mágoa, tristeza e abandono. Se ela conseguir isso, terá aproveitado essa encarnação. Se não conseguir, terá sofrido em vão.

18
A INSTABILIDADE, A INCONSTÂNCIA, A AGITAÇÃO
S.K., 43 anos, sexo feminino, Massoterapeuta

Eu sempre fui o incômodo para minha mãe. Ela vivia dizendo que eu ia ser uma prostituta. Para agredir, eu bancava isso, mas um dia eu disse para ela que nunca fui e nunca ia ser. Mas às vezes me dá umas raivas e eu penso: vou para a zona, vou me drogar, me jogar embaixo de um ônibus... Separei do meu marido há quatro meses. Nós nos gostamos, mas tem uma coisa ruim na nossa relação que eu não entendo. Fui mãe solteira, com meu marido nós adotamos quatro crianças. Meu pai me assediou sexualmente na infância, eu tenho uma coisa com sexo, não sei o que é.

Quero evoluir na minha profissão, mas tenho medo de me expandir demais. Preciso de mais segurança, mais autoestima, confiar mais em mim. Parece que eu passo uma imagem de desonesta, de mentirosa. Trabalhei muitos anos em um hospital como enfermeira, na obstetrícia, e gostava muito de lá. Mas sou muito instável, quero, não quero, faço, não faço, às vezes sou bem calma, às vezes sou muito agitada, muito expansiva, é que eu gosto de gente, de tocar nas pessoas e me levam a mal.

SESSÃO DE REGRESSÃO

"Tem muita gente dançando, pulando, gente feia, fedorenta, é feio, que horrível! Eu sou uma mulher, não quero ficar aqui, é fedorento, é ruim, gente matando gente. Ai! Eu vou morrer também, eu acho. Eles estão matando todo mundo, estão se matando, estou de lado, toda ferida, estou mal, é um cais, tem navios, eles estão brigando. Estou toda quebrada, minha cabeça está quebrada, acho que vou morrer assim, eu não consigo mais, estou toda quebrada. (gemendo) Eu vou morrer, eu não quero morrer, eu vou beber essa água! (chorando) Que nojo, me ajuda, meu Deus, me ajuda, eu não quero morrer assim. Ai! minha mãe, me ajuda, eu não quero tomar essa água, que nojo! (chorando, com nojo e com medo)

Estou vendo que morri. (acalma-se) Estou me olhando nos degraus, lá embaixo, estou flutuando, alguém me matou, um homem, ele queria me judiar, ele me quebrou, estou vendo o sangue. Que nojo! Eu vou deixar este corpo, estou olhando de cima, aquela ali é minha mãe, é a mesma mãe de hoje!

Parece que eu vou caminhando no mar, por cima da água, com um vestido bem comprido, antes eu estava de blusa vermelha e calça. Agora estou subindo uns degraus, é muito bonito, estou bem calma.

Meu marido (atual) estava naquela confusão do navio. Ele era um homem ruim, mau, está me machucando, me empurra, porque eu não quis ficar com ele. Agora estou vendo, é aquele que me matou! A boca dele é tão feia, ele é muito mau. A gente foi fazer folia, beber, os homens, as minhas amigas, mas eu não queria, eu tenho catorze anos, era só pelo dinheiro. Eu roubei o dinheiro dele, mas eu não queria ficar com ele, me machucou, ele que me matou, acho que não queria me matar, foi a bebida, a gente estava fazendo folia. Aí saí, fui indo pela água, não molha os meus pés, nem o vestido, estou indo. Era em 1800 e poucos, um cais de porto.

Aí eu quis voltar como filha dessa mãe de novo porque eu gostava dela na outra vida, para ficar junto dela. Mas foi ela quem me deu para aquele homem! (leva um susto) Ai! Não quero ver, foi ela! Ela sabia que eu era virgem e fez de tudo para eu ir, saiu, fechou tudo e daí nós fomos lá no cais, ver os homens. Olha ali! Eu roubei o dinheiro dele. Minha mãe que mostrou que eu era filha dela, meu Deus! A minha mãe é uma mulher da vida, é uma prostituta, meu Deus do Céu, olha ali! Ela mandou o cara me pegar, disse que eu já tinha feito sexo. Ela não acredita em mim, não adianta, ela achava que eu já tinha feito sexo e eu nunca tinha. Agora que eu morri, ela está desesperada!

Agora estou no colo dela, voltei como filha dela. Mas acho que fui ruim para ela antes...

Agora é diferente, mais sério, parece um hospital. Não sei se eu sou parteira, é em 1753. Agora é mais sério, estou nesse lugar para ajudar as pessoas, tem feridos de guerra, mulheres, crianças. Eu sou uma enfermeira, sou muito tranquila, calma, séria. Estou me vendo ali, de chapeuzinho de enfermeira. Acho que é na Alemanha. Como eu vim parar aqui? Será que é Rússia? Eu não entendo essa língua deles. Estou cuidando de doentes, pessoas sem braço, sem pé. Eles gritam, mas eu não entendo a língua deles. Aquela ali sou eu, na roupa está escrito Elza."

COMENTÁRIOS

A sua mãe da outra vida é a sua mãe nesta. O homem que a matou no cais agora é seu marido. E ela hoje, em suas características de personalidade, é uma mistura da filha da prostituta e da enfermeira Elza, às vezes ela age como uma e às vezes como a outra.

Na vida atual, atentem para as agressões verbais de sua mãe na adolescência, dizendo-lhe que iria ser uma prostituta e, na verdade, ela é que havia sido naquela vida! Provavelmente, sua mãe traz uma culpa inconsciente daquela tragédia e tinha, então, um medo inexplicável que a sua filha virasse uma prostituta. Então, é muito importante atentarmos para o que pensamos ou dizemos, "sem querer" ou "sem motivo", nos diálogos familiares, nas agressões, nas cobranças, pois muitas vezes podem-se encontrar indícios do que houve em outras encarnações traumas a tratar, ajustes com outras Consciências encarnadas, etc.

E aí estão incluídos os atos falhos estudados por Freud, um fato que já era sobejamente conhecido de todos, pois os atos falhos já habitavam a literatura, o teatro, etc., mas ele os utilizou na elaboração da estrutura do Inconsciente. O mestre vienense não imaginava, porém, que esse Inconsciente estendia-se bem mais do que pensou, embora em seu tempo já estivessem sendo difundidas as ideias de Kardec... Que pena que ele não trabalhou com a Reencarnação, como estamos fazendo, se o tivesse feito ou teria sido expulso do Conselho de Medicina, como foi ameaçado, ou a Psicologia e a Psiquiatria estariam bem mais evoluídas e a doença mental melhor entendida.

Essa senhora, em uma encarnação anterior, trabalhava em um hospital como enfermeira, a Elza, no século dezoito. Esse gosto pela cura, tratar as pessoas e os doentes, permanece nela ainda hoje, pois exerce a profissão de massoterapeuta e trabalhou muitos anos num hospital. Aliás, a sua meta atual é aprofundar-se na área da cura, fazendo mais e mais cursos e trabalhando cada vez mais em benefício dos necessitados. Ela é uma pessoa com um chakra cardíaco (amor) belíssimo, mas, infelizmente, o umbilical (emoções) continua atrapalhando.

O que nós temos trabalhado em terapia é justamente a comparação entre a Elza e a filha da prostituta, e em como, muitas vezes, a "personalidade" de uma e de outra se manifesta, sem que ela tenha noção disso. Isso é a Personalidade Subliminar, que fala o Dr. Eliezer Mendes, a personalidade de uma encarnação passada que pode manifestar-se eventualmente, ou seguidamente, conflituando com a personalidade vigente atual. Algumas vezes, mais de uma Personalidade Subliminar se manifesta, o que traz, evidentemente, grandes conflitos, e isso, provavelmente, deve ser o que ocorre, psicopatologicamente, em pacientes de personalidade múltipla.

Algumas pessoas, de repente, começam a mudar seu comportamento, a agir de uma maneira muito diferente da habitual, mudam sua personalidade, até falam em outra língua, mudam seus gostos, etc. Deve ser investigado, então, se uma personalidade de outra encarnação não está vindo à tona, sobressaindo-se e ocupando o espaço de sua personalidade atual. Isso pode ser confundido e geralmente o é, com uma personalidade intrusa, o chamado obsessor, mas não, é a pessoa mesmo, em outra encarnação. Embora, claro, sempre se deve investigar a possibilidade de haver realmente obsessores.

Ela algumas vezes "funciona" como Elza e algumas vezes "funciona" como a filha da prostituta. O nosso trabalho terapêutico tem-se endereçado para a sua compreensão disso e para uma tomada de decisão com o que ela já concorda inteiramente, em direção ao tipo de comportamento que será de mais benefício em sua evolução pessoal, profissional e espiritual, que certamente é o da Elza.

Talvez a Elza tenha reprimido demasiadamente a sua sexualidade e reencarnado então como a filha da prostituta, para trabalhar essa questão, ou seja, equilibrar as polaridades, não para tornar-se também uma prostituta, mas para lidar com esse tema. Não teve muito tempo, pois foi morta com catorze anos, e então, nessa encarnação atual, vindo filha da mesma mãe, surge novamente a questão da prostituição, os conflitos com a sexualidade, etc. Mas lá no fundo a Elza "a observa", sinalizando o caminho em direção ao equilíbrio, que é uma Elza mais solta, mais alegre.

Isso está ocorrendo agora pela descoberta da origem dos conflitos com sua mãe e com seu marido. Justamente a grande utilidade da Terapia de Regressão, como eu a vejo, que é a de conscientizar, de clarear, de evidenciar o que está oculto, obscuro, de trazer ao Consciente o que está escondido no Inconsciente (corpos sutis). Ela está atenta, depois que descobriu isso, para detectar quando atua como Elza ou como a filha da prostituta, uma mais calma, tranquila, adulta e bem orientada profissionalmente, e a outra mais infantil, agitada, tagarela e perdida. É como se ela tivesse duas personalidades dentro de si e precisa então integrá-las, trabalhar as polaridades, e com lucidez encontrar o caminho que a levará ao equilíbrio, à evolução, e que, como sempre, é o caminho do meio.

19
A Igualdade, o Poder do Bem, a Força Espiritual
J.B., 49 anos, sexo masculino, Corretor de Imóveis

Quero entender por que os bloqueios na minha vida profissional. Altos e baixos, eu postergo as coisas, uma dificuldade de enfrentar problemas, de tomar decisões. Queria mais firmeza. Tenho uma certa timidez, uma dificuldade de me soltar. Parece que eu me tranco. Na parte espiritual, uma tendência de começar e parar, largar, não querer mais frequentar. Trabalho como médium, mas de repente, paro, não quero mais. Sofro de enxaqueca, a dor é muito forte. É uma "paulada", eu vou ficando diferente, minhas pernas ficam duras, eu caminho diferente, parece que incorporo, fico irritado, mandão, com vontade de brigar, de agredir as pessoas.

SESSÃO DE REGRESSÃO

"Está muito escuro, não vejo nada, está me dando medo, estou num buraco, tem uma espécie de tampa em cima. Eu estou lá, não consigo sair desse buraco, estou acocorado, esperando não sei o quê, com a mão no queixo. A minha cabeça está doendo muito. Um lugar bem pequeno, não consigo ver nada, tem um peso grande, é uma mão preta, está empurrando minha cabeça para baixo.

Agora estou amarrado em uma árvore, mas estou sendo libertado, eu tinha umas correntes no corpo, até os pés, as correntes estão caindo. É um homem, não é amigo. A expressão dele é muito irada, é um comandante, comanda muita gente, são negros, é na África. Eu sou um branco, eles estão me maltratando, sou um escravo deles. Eles são negros, eu sou alemão. Sou da guerra, sou Heil Hitler! Meu nome é secreto, eles me pegaram. Olha como estou vestido: de bota preta, todo de branco, de capacete, o cinturão. (com sotaque alemão)

Eles pegaram muitos companheiros nossos. Nós viemos derrotar esses negros, eles me prenderam, esse moreno, não sei não, ele se faz de meu amigo... Já me soltou, mas eu quero que ele solte todos os meus companheiros. Eu sou um comandante e também tenho um exército. Nós nos entendemos, estamos frente a frente. Esse negro tem uns dois metros de altura. Ele é forte e eu não sou muito alto, tenho um metro e setenta, setenta e dois quilos. Ele tem um exército e eu tenho o meu. Ele está mandando soltar meus companheiros, mas quer que a gente não mate ninguém, então nós vamos fazer um acordo. (orgulhoso)

Nós queremos toda aquela terra para nosso governo. Estão chegando os caminhões. Vamos deixar o povo dele em paz, é o acordo. Vamos voltar para a Alemanha. Eu tenho aquela bandeira da cruz de Hitler. Nós queremos tudo: terra, cidades, ouro. Nós queremos ser os donos, nós queremos que o nazismo tome conta do mundo, o que não presta se mata, negro não presta, só queremos intelectuais, mulher também não, mulher só para procriar. Eu já matei muita gente.

Agora aconteceu alguma coisa. Estou me vendo subindo, subindo, subindo... Eu morri e estou leve como uma pluma. Estou subindo, subindo, eu não paro de subir, eu não me sinto. Estou me vendo enterrado lá embaixo, meu nome é Josef Rupental. Daqui de cima estou me vendo, morri na luta, numa emboscada. Estou no meio das nuvens, agora estou em paz, aquela angústia não tem mais, eu vejo nuvens passando por mim. Tem muitos anjinhos, são criancinhas, têm asinhas.

Me sinto muito leve, estou arrependido, tenho que voltar, me redimir do que eu fiz. Eles me dizem que o que fiz foi muito errado, que não posso tirar a vida de uma pessoa. Dizem que temos que escolher uma pessoa para voltar, um casal. Tenho que ser gerado.

Estou no Paraíso, só tem coisas bonitas aqui, estou sentado, tem muita água, muito verde. Todas as pessoas usam um manto branco, se respeitam. Aqui não tem maldade, tem pessoas de todas as raças, já estou me dando bem com os morenos. Uma mulher me diz que eu não devia ter matado, que somos todos irmãos, que temos que voltar para se redimir dos erros que a gente fez. É uma preta, mas eu já a vejo igual a mim.

Tem muita oração aqui, tem Orientadores, tem Mestres, todo mundo de branco. Tem muitas casas, mas são diferentes, é tudo claro, parece tudo de vidro, muita claridade, uma luz reluzente. Não se come, nos alimentamos das orações.

Eu gostava de mandar, sou um líder, não queria ser comandado. Eu tinha muita raiva, muito ódio dentro de mim, meu pai maltratava muito minha mãe, e eu fiquei com muita mágoa. Ele bebia muito, eu apanhei muito e queria que os outros apanhassem também.

Depois que eu morri, antes de vir para cá, perambulei muito, estive em lugares escuros, de trevas. Só tem monstros, diabinhos, parecia o Inferno. Eu tive que correr muito para fugir deles. Eu tentava me encostar nas pessoas, queria luz, mas elas sofriam muito porque eu só tinha escuridão. Eles me pegaram, fui acorrentado. Queriam me botar no fogo para eu não escapar. Eles parecem uns monstros, têm pernas de animais, parece bicho, o rosto parece de pessoa, mas o resto não é de pessoa. Muitos companheiros meus estavam lá. Aqueles que eu matei corriam muito atrás de mim, uma turma deles me pegou, disseram que eu não devia ter feito aquilo, mas não iam me matar, iam me mandar para o Paraíso para eu me iluminar e poder voltar para fazer o bem, me redimir.

Oh! Estou vendo duas mulheres de branco, as duas me querem, tem uma branca, gordinha, ela já está lá na Terra – "Está bem, eu fico com a senhora então." Tenho que vir num lar de muito amor, muita paz, muita compreensão. Meu pai espiritual, São Jerônimo, ele que conduziu esse processo. Meu pai Xangô, ele está me dizendo que eu vou ter uma Missão agora e ajudar os irmãos necessitados, e eu tenho que resgatar a verdade, a justiça em mim, porque ele é da Justiça.

Eu também tenho minha mãe espiritual, nossa Mãe Oxum, toda de amarelo. Que coisa mais linda, o castelo dela é fantástico! Desde a entrada é de ouro, mármore, um castelo tipo medieval. Essa é minha missão na Terra: ajudar as pessoas e resgatar o que eu fiz de errado. Ela diz que não posso me entregar nunca, que eu tenho que usar a minha liderança para o bem.

O L. (filho atual) era dono de fazendas, tinha muitos homens trabalhando para ele, muitos escravos. Ele era o chefe, alimentou muito meu exército, nos ajudou muito.

A E. (esposa atual), eu namorei ela, era empregada dele. O L. nos separou. Ela me queria, ele não deixou, mas maltratava, até batia nela.

Agora eu vou descer, os anjinhos vão-me levar num raio de luz. Lá vem o raio de luz brilhando, lá vou eu descendo. (sorrindo) É uma luz muito forte, eu vou virar uma sementinha, através do amor vou ter uma nova vida, mas vai levar nove meses até eu nascer.

Agora já estou crescendo na barriga. Aqui é muito confortável, minha mãe é gordinha, tem o rosto bem redondo. É muito amarga, muito sofrida, somos muito pobres. Meu pai eu quase não sinto, ele não chega muito perto de mim. É alto, magro, moreno. A casa é bem simples, de madeira, tem muita fresta, uma casa pobre. Minha mãe gosta de mim, meu pai também me ama, eu não vou ter irmãos.

Meu Pai e minha Mãe espiritual vêm conversar comigo, dizem que a minha mãe vai me dar muito amor, muito carinho, mas vou demorar a me encontrar. Vou me deixar levar muito pela emoção, não pela razão, mas eu vou me encontrar na mesma idade em que me perdi, com 42 anos. Vou seguir só o caminho do bem, nunca mais vou matar, maltratar ninguém. Eu vim para fazer o bem, para ajudar.

Meu Pai está me dizendo que vou estudar, me formar, vou trabalhar numa área de negócios, de vendas. Eu não sei o que vai ser. Na outra vida eu tinha muito dinheiro e perdi tudo, agora tenho que resgatar, mas usar para ajudar os outros. Meu pai anterior tinha muito dinheiro, ele ajudava as pessoas pobres. Quando soube que eu estava no nazismo, me tirou tudo. Agora eu vou saber negociar muito bem e então vou poder ajudar as pessoas.

Estou tendo uma lição de vida: que não devemos esquecer o lado espiritual quando estamos bem, e quando mal, não devemos culpar a parte espiritual. Meu Pai me diz que não devo fazer sociedade com ninguém : "Está bem, eu vou seguir sua orientação." As pessoas vão querer se aproveitar. Agora eu vim no lado bom e não vou saber fazer maldade, e então não é para fazer sociedade com ninguém.

Está na hora de nascer, já está muito pequeno aqui, estou de cabeça para baixo. Estou com medo de deixar meu cantinho, mas vou ter que enfrentar. Lá vou eu! (rindo) Minha mãe está sentindo as dores. Hoje é o dia catorze do mês sete de 1954, às 7h20min da manhã de uma segunda-feira. Nasci! (emocionado) Já estou aqui fora, enrolado nuns panos, todo sujo.

Tem uma mulher preta, ela diz que é minha mãe também, é amiga da minha mãe. Essa é uma mulher preta que estava lá na África, essa eu surrei... (envergonhado)

Agora estou bem quentinho no colo da minha mãe. (rindo, fazendo sons de nenê) Estou vendo meu pai chegando, chorando de alegria, diz: "Esse vai ser um grande macho!". Ele diz que é muito bom que eu cheguei, que vai me ensinar muitas coisas. Estou vendo também meu Pai, minha Mãe espiritual e uma Preta Velha. Estão ali, me dando muita luz.

Estou triste agora. Tem um irmão de criação, meu pai e minha mãe dizem que vão adotar, que eu sou muito sozinho. É um menino preto. Ele veio na mesma cor, meu pessoal surrou toda a família dele lá e botou fogo no barraco. Não estamos nos dando bem, ele bate muito em mim, só me surra, ele passa por mim e me dá beliscão, me dá tapa, aí vem o pai e a mãe e surram ele, dizem para ele não me bater. Eu já tenho nove anos, ele tem a mesma idade. "Não, não vem me bater, hoje eu vou te enfrentar, toma, toma! Agora tu não vai voltar mais, toma!" (rindo) Que surra que eu dei nele! "Pai, foi assim mesmo, não vai me bater, foi ele que começou, ele que provocou."

Eu vou para a escola, é bom lá, estou gostando, não é difícil. O meu pai está muito doente. Eu vejo a morte: uma mulher grande, alta, de cabelo comprido. Ela diz que veio buscar meu pai, diz que é mãe dele, não posso contar, vão me chamar de louco. Eu não posso dizer para ele, tem outros com ela, são os Guardiões, eles que recebem as pessoas que sobem. Ele morreu, vão levar meu pai, eles voam, estou muito triste. Ele sai alegre, viu a mãe dele, está bem feliz. Levaram ele para cima, cada um segurando num braço.

Agora que começa a minha caminhada. Tenho quinze anos, vou começar a cuidar do meu irmão e da mãe, é por eles que eu vou começar. Meu irmão bebe, vou conversar com ele. "Eu quero melhorar minha vida, se tu não quer ir, eu vou! A mãe quer, ela está do meu lado."

Vamos ter que ir embora daqui, esse lugar está muito triste. Vamos para uma cidade, nós três. Estamos arrumando as coisas para ir embora, só tem a roupa do corpo, somos muito pobres. Preciso melhorar de vida, mas sou muito introspectivo, tenho medo, não tenho iniciativa, não conheço nada. Essa casinha é pobre também, mas é melhor que a outra, é numa cidade lá perto. Mas eu não estou feliz aqui também, eu quero mais, mas a mãe tem medo, não temos dinheiro para nada. Já tenho 21 anos e tenho um pouco de medo de enfrentar as coisas, não tenho muito conhecimento.

Agora mudou, estou bem no alto de um morro, sentado numa pedra, estou recebendo uma luz muito forte. Ela está me fortalecendo. Me sinto envolvido por ela, me revigora, me dá paz, me dá força. Tem Seres de muita luz aqui, é muito bom, muito bonito. Eu me sinto muito leve, como levitando."

COMENTÁRIOS

Ao final da sessão de regressão, ele recebeu um atendimento espiritual e então lhe recomendei permanecer em silêncio, para aproveitar bem. Nesses momentos, devemos permitir ao paciente aproveitar ao máximo e não fazê-lo falar e nos contar o que está acontecendo. Eu também relaxo, me acomodo, silencio a minha mente e procuro receber um pouco da luz das Entidades. É muito calmante.

Na sua última encarnação, ele foi um oficial alemão nazista e matou muitas pessoas. Após o desencarne, ele seguiu para o Umbral, atraído por sua baixíssima frequência vibratória. Lá reencontrou muitos companheiros seus e muitos desafetos. Iniciou-se então uma perseguição motivada por desejo de vingança, que só terminou quando alguns Missionários do Plano Astral conseguiram resgatá-lo.

As suas descrições do Umbral, comparando-o com o Inferno, são uma pálida versão dos horrores que as pessoas desencarnadas sofrem, quando para lá se dirigem, por uma questão de sintonia vibratória. É importante relembrar que não existe ninguém que nos encaminha para um "Céu" ou para um "Inferno", é a nossa frequência que se encarrega disso, é uma questão bioenergética de sintonia, relativo à Física.

Por isso, não adiantam absolvições de última hora, redenções, etc., pois ninguém pode elevar a nossa frequência vibratória com esses procedimentos caridosos, já que ela é decorrente dos nossos pensamentos, sentimentos e atos e, portanto, só pode ser modificada por nós mesmos. Durante a encarnação e após o desencarne, nós nos manteremos alinhados ao que sintonizarmos.

Por causa de suas crenças atuais, ele codificou as entidades que o auxiliaram na chegada ao Plano Astral como anjinhos, com asinhas. Isso é um simbolismo, uma maneira de a sua mente racional assimilar essas informações. Como vários outros pacientes de regressão, ele também descreve esse Plano, mas a questão da alimentação não é bem assim como ele referiu. Na verdade, apenas os seres mais elevados não se alimentam mais, pois conseguem extrair do Prana tudo o de que necessitam para a sua sobrevivência. Segundo informações dos livros de André Luiz, por desenvolverem a capacidade de sintetizar nitrogênio. A maioria dos habitantes do Plano Astral alimenta-se imaginariamente, alguns até com criações mentais de carne. Aqui, como lá, na busca da evolução, está incluído o cuidado com a alimentação.

Quando ele me falava do Plano Astral superior, estranhei que havendo matado tanta gente pudesse ter uma frequência vibratória suficiente para subir direto para lá, e então lhe perguntei se, antes de chegar lá, onde *estavam os "anjinhos", se ele não havia estado em algum outro lugar... E comprovou-se a minha suspeita de que antes havia permanecido um tempo no Umbral, que é interessante lembrar, é a 1ª camada do Plano Astral, aqui bem pertinho da crosta terrestre... Provavelmente por méritos de outras encarnações, que tentaremos verificar numa próxima sessão, ele passou pouco tempo lá.*

Antes de reencarnar, ele encontrou duas mulheres que queriam ser sua mãe, num processo, segundo informou, conduzido por São Jerônimo.

Os dados referentes ao seu filho e sua esposa atuais conferem com um atendimento espiritual realizado há alguns anos no Centro Espiritualista Casa da Luz, no qual se verificou que o seu filho havia sido um proprietário de fazendas, muito rico e autoritário, e sua esposa, uma camponesa da vizinhança, que o servia praticamente como escrava. Daí os sérios conflitos atuais entre ambos, os quais recém começam a amainar, geralmente provocados por uma rebeldia do filho de aceitar as ordens de sua mãe. Se naquela vida, era ele quem mandava...

Observamos novamente como um nenê dentro do útero materno enxerga e percebe seu pai, sua mãe e sua casa. Vários relatos de pacientes regredidos confirmam isso, que a Psicologia tradicional ainda não sabe. Quantos conflitos começam ou continuam aí...

É interessante observar que no momento em que nasceu, ele sabia o dia, o mês, o ano, o horário e o dia da semana! Essa informação estava registrada em suas memórias. Enxerga também naquela mulher preta, amiga de sua mãe, uma que estava lá na África e que ele havia surrado.

Percebe o seu pai chorando de alegria, comemorando sua chegada e vaticinando que ele seria um grande macho. E se o tivesse rejeitado? E se quisessem uma menina? Essas são questões que ficam em nosso Inconsciente e, quando negativas, são causadoras de traumas terríveis com enormes consequências psicopatológicas. A nova Psicologia reencarnacionista e evolucionista está sempre atenta para a possibilidade de traumas intrauterinos e para a historicidade antiga entre pais e filhos e demais relações familiares atuais.

Quando é ainda um nenê recém-nascido, está dormindo e percebe novamente seu Pai e sua Mãe espiritual, além de uma Preta Velha, que talvez seja quem intermediou a sua libertação dos antigos desafetos do Umbral e o encaminhou para o Plano Astral superior.

Mais tarde, ocorre mais um reencontro cármico, quando seus pais adotam aquele menino negro que, claro, só quer bater nele! Um desejo de vingança inconsciente, impossível de ser explicado corretamente pelos métodos psicoterápicos tradicionais, que veriam aí, apenas um ciúme, uma competição pelo pai, pela mãe e outras explicações imediatistas e limitadas.

Esse caso é um dos poucos que tenho em que parece observar-se uma mudança de comportamento de uma encarnação para outra. A explicação é a seguinte: o fato de sentir-se atualmente sem firmeza, indeciso, com uma certa timidez, uma tendência de postergar as decisões, com dificuldade de enfrentar os problemas, quando na encarnação anterior era tão autoritário, firme e decidido, é porque, em seu Inconsciente, existe um medo de soltar todo o seu poder e novamente agir mal, como na outra vida. É uma autorrepressão e tenho observado isso em alguns pacientes que, na outra encarnação, foram pessoas poderosas, mas que utilizaram mal esse poder, para a violência, para a maldade e então, na atual encarnação, sofrem de vacilação, de retraimento, de falta de poder. Mas essa "timidez", essa "fraqueza" não são reais, apenas refletem um medo inconsciente de externar seu poder.

Ele continua um líder com grande capacidade de conduzir pessoas, mas tem medo disso, por um receio inconsciente de novamente utilizar mal o seu poder. Mas agora, tendo revivido esses fatos do tempo em que foi o oficial nazista, ele poderá, liberando a sua vontade e determinação, utilizar todo o seu poder, desta vez em direção ao bem, ao amor, à espiritualidade. Quando nosso guia quiser, podemos saber o que fomos e fizemos em encarnações passadas, mesmo sendo atos negativos e cruéis com parentes ou outros conhecidos, mas não a critério do terapeuta. E também poderemos saber o que nos fizeram, entendendo que estamos novamente próximos para buscar o entendimento e o perdão. Mas o terapeuta, por si, nunca deve incentivar o reconhecimento.

Tenho visto também a autorrepressão, o medo de soltar o seu poder em pacientes que, em outra vida, foram julgados, castigados, queimados por seus poderes paranormais e atualmente sofrem de retraimento e indecisão.

O paciente percebendo, numa regressão, que possui uma força interior muito grande, descobre que ela precisa ser catapultada para fora.

Ao final dessa sessão, quando ele recebe um atendimento espiritual, tive que reprimir minha curiosidade natural e recomendar que ele se mantivesse em silêncio e recebesse. É muito difícil para mim, nesses momentos, me calar e não querer saber o que está acontecendo. Mas aí eu também relaxei, me acomodei e tentei absorver um pouquinho daquela luz que ele estava recebendo. E como eu fiquei bem! Ao final, era difícil ficar de pé, caminhar, que moleza gostosa! Ainda bem que eu me calei e assim também recebi.

A sua enxaqueca, provavelmente, deve-se ao traumatismo craniano do momento da emboscada, quando desencarnou naquela vida. Atentem que referiu na 1ª consulta que a dor é como uma "paulada" e que fica muito diferente do que é habitualmente, as suas pernas endurecem, caminha diferente, fica agressivo, irritado, mandão, com vontade de agredir as pessoas. Não é assim que ele era lá? Ele tem a impressão que incorpora, mas, na verdade, acredito que sua enxaqueca vem por ele regredir ao momento da emboscada naquela encarnação, retomando a personalidade do oficial nazista, sem o freio moral que fez com que evoluísse tanto na atual encarnação.

Muito constrangidamente, ele me confessou que ainda é um pouco racista e a sua receita de essências florais basicamente pretende ajudá-lo a "libertar-se" de vez daquele erro cármico e curar o que ainda tem daquele oficial nazista dentro de si, para cumprir sua Missão encarnatória e poder seguir livremente rumo à Luz. Mas precisamos realizar mais algumas sessões de regressão para conhecer melhor sua historicidade anterior cármica, pois seus elevados valores morais atuais devem ter respaldo em encarnações anteriores à que vimos.

20
A FALTA DE RUMO, A INTROVERSÃO, A FALTA DE MOTIVAÇÃO
C.R., 26 anos, sexo masculino, Administrador de Empresas

Asma desde os sete anos de idade. "Sou muito introvertido, fechado, muito reservado Tenho dificuldade de me relacionar com as pessoas. Desde criança eu sou assim, quieto, de falar pouco, uma certa vergonha do que os outros vão pensar, é uma timidez, sempre fui assim. Tenho uma tristeza dentro de mim, às vezes vem sem motivo, depois passa.

Estou sem rumo, me formei, voltei para a casa dos meus pais no interior. Trabalho um pouco com meu pai na Empresa dele, mas não sei o que eu gosto, o que vai me realizar, eu nunca soube o que gostava. Sou caseiro, tenho pouca força de vontade, me falta motivação, vou deixando, sou de ir adiando as coisas, fico sonhando acordado, tenho pouca objetividade.

Minha família é de origem alemã, uma educação muito rígida, muito autoritarismo, muita cobrança, fui criado assim. O meu pai é bom, mas é o dono da verdade, muita rigidez, de cobrar, analisar todo mundo, muita moral, minha mãe também é bem autoritária, sem paciência. Eu e meus irmãos apanhamos bastante, acho que é por isso que eu sou assim.

SESSÃO DE REGRESSÃO

"Estou indo por uma trilha, é um campo, um lugar calmo, parece interior da França, em 1853. Parece que vou ser enforcado, eu roubei alguma coisa para comer, uma vaca, fui descoberto, eu sou pobre, parece que sou fraco, não sei nem me defender. Quem mandou me pegar foi uma pessoa rica, o dono de uma propriedade. Ele é uma pessoa autoritária, dono da razão, me lembra alguém, é o meu pai! (atual)

Eles não me dão direito a um julgamento, vai ser uma execução sumária, mas não faço nada, não consigo me defender, sou muito passivo, pareço conformado. Vão me enforcar, estou em cima de algo, agora parece que estou balançando. (suspira)

Enxergo a cena de longe, já estou morto. Parece que estou pairando, olhando de cima, me sinto leve, subindo, subindo. Cheguei num lugar, é todo branco, não tem chão, tem mais gente, uma mulher se aproxima de mim, é negra, vem falar comigo, ela me dá conselhos, diz por que aconteceu aquilo comigo. Eu fiz uma coisa errada e paguei por isso, diz que na minha próxima vida não devo roubar, devo trabalhar para ter o que comer, devo progredir financeiramente, ser uma pessoa mais feliz. Ela é uma amiga, o nome dela é Lea, diz que eu vou ter mais oportunidades para eu não repetir os mesmos erros.

Agora parece que estou dentro de um facho de luz. Estou esperando uma luz, mas a luz não vem. Ela agora se aproximou, sinto o calor no meu rosto, parece que vou mergulhando para dentro dela, atravessando, vou indo, continuo indo...

Aparece o rosto de uma mãe muito preocupada com uma criança, acho que tem problemas de saúde, ela está muito triste. Por isso, tem medo, acho que é um problema físico, a criança não parece ser normal, muito frágil, é um problema de coordenação. Eu me sinto essa mãe, vou fazer de tudo para ela ser feliz. A mãe é muito infeliz, tem medo do que as outras pessoas possam fazer com a filha, acho que ela é excepcional. A mãe continua embalando a criança no colo, estão no quarto da criança, na casa deles, a mãe só fica pensando no futuro, a criança vai ser ridicularizada, vai sofrer, ela chega a sentir um pouco de raiva de pensar nisso.

O pai é uma pessoa boa também, gosta muito da criança, ele parece meu pai (atual), é muito direito, muito honesto, bem carinhoso, parece que ama a filha da mesma forma, qualquer que seja o problema dela. Ele chegou, os dois abraçam a criança, agora sentam na mesa para jantar. A mãe tem muito medo pela filha, do contato com o mundo, medo de não poder reagir. Ela também é fraca quando pressionada, queria muito ser feliz, mas esse problema não deixa.

Agora eu só vejo a mãe, ela sente que vai ser infeliz a vida toda, é muito triste, já era triste antes de a criança nascer. Ela é sozinha, sente-se sozinha, acho que o marido morreu. Tem uns quarenta anos, mas parece uma velha. Sente-se condenada a sofrer a vida toda, vai ser sempre sozinha, a velhice dela é muito solitária, não tem nenhuma alegria. Ela é boa, mas sempre foi triste, nunca conseguiu ser feliz, nunca teve forças. Se tivesse tido força para encarar a vida de outro jeito, com mais alegria, ela não ia acabar assim.

É enterrada num cemitério, sozinha. Está subindo. Vejo o cemitério lá embaixo, agora é tudo branco de novo. Parece que estou apreensivo, ansioso, minha pulsação disparou, eu quero encontrar alguém ali. Parece que estou esperando meu pai, o marido dela, ela quer pedir perdão por ter sido tão triste. Ela diz que queria ter sido uma melhor companheira. Ele é muito bom, compreensivo, ela se abraça nele e chora muito. Ela se alivia com o perdão dele, sente-se redimida, ele tinha sofrido com a tristeza dela, ele queria vê-la feliz e ela não era.

Agora se separam de novo. Ela segue triste, não tão triste, parece que ela não deixou toda aquela tristeza para trás. Está caminhando cabisbaixa, pensando na vida, parece que está procurando uma nova chance.

Agora parece uma cidade do interior. Acho que é na Inglaterra. Pelas roupas é uma época recente, 1940 e poucos. Ela está sentada numa pedra, meio triste, pensa em como ser mais feliz. Não tem ideia, a vida dela parece muito vazia, mas ela não é sozinha, tem amigos agora. Está indo para a escola, está alegre, ela tem muitos momentos de alegria, mas tem certas horas em que bate uma inquietação nela, a busca de um rumo, da felicidade. Eles são de classe média alta. Vejo um carro desses antigos, aberto em cima. O pai é uma pessoa boa, muito trabalhador, é do comércio, ele lembra meu pai (atual), a mãe lembra minha mãe (atual), ela trabalha com ele, ambos trabalham muito, a gente se dá bem.

Na maior parte do tempo, a minha vida é muito simples, muito fútil, ela tem 25 anos, os seus amigos têm o mesmo padrão de vida dela, só há preocupação com o lado material, sair bem arrumada, andar de carro pela cidade, ser vista, nada de espiritual. Quando ela fica triste, se isola, mas isso passa em um ou dois dias, é uma tristeza que vai e vem, ela não sabe por quê. Ela não tem rumo, um ideal. Ela se preocupa mais em curtir os momentos de alegria, sem se preocupar com a tristeza que pode vir se ela não mudar.

Acho que ela não vai ser tão feliz daqui a uns dez anos. Ela está casada, fica mais em casa, não tem profissão, é uma rotina, não tem filhos, ela é conformada. É uma realidade daquela época, naquele tempo mulher não trabalhava fora, gostaria de ser feliz, mas ela não tem mesmo forças, não tem ânimo. Está com 34 anos, a vida vai indo e à medida que o tempo passa, vai aumentando a sua frustração.

Ela não vai morrer tão triste como na outra vida, nem tão solitária, já tem 54 anos, está olhando para trás e vê um vazio. Não valeu a pena, devia ter tido força, encontrar algo que gostasse de fazer, não devia ter sido só dona-de-casa, foi uma vida sem sentido, a melhor parte foi a da juventude. Não é uma depressão forte, mas tem uma frustração muito grande.

Agora parece que o branco vem chegando de novo. Eu fico parado, olhando para cima, apenas esperando. Desce um raio branco de luz e eu vou subindo por ele, me levou para dentro de um lugar, parece uma nave, é bem grande. Agora estou lá dentro, tem muitas máquinas, paredes com máquinas, luzes, não sei se eu sou aquela mulher ou sou eu agora. São pessoas de um outro planeta, de muito longe, me vem a palavra Alfa-Centauro. Eles são baixos, têm os olhos grandes, escuros, estão-me olhando, não consigo ver direito, têm a cabeça bem redonda, sem nariz, sem cabelo.

Vejo uma chuva de luz verde caindo em cima de mim. Estou deitado, eles me observam. Não tenho medo nem estou nervoso, acho que eu já os conhecia, já estive ali em alguma vida, mas não lembro. Eles não me falam, mas eu sinto, parece uma telepatia, conversamos em pensamento.

Eles querem me ajudar, acho que já me ajudaram uma outra vez. Querem que eu seja mais feliz, parece que vão fazer algo comigo, me deixar mais forte, mais preparado e depois vão me devolver.

Parece que a minha respiração está melhor, que o meu pulmão é maior, o ar entra mais, parece que vou me fortalecendo. É uma energia que vai entrando, me sinto mais forte. Acho que vou sair da nave agora. Eles vão me largar em algum ponto, a nave está lá em cima e eu desço por um raio.

Acordei! (abre os olhos sorrindo)"

COMENTÁRIOS

Como não ser repetitivo? Do mesmo modo como era no século XIX, quando foi enforcado por aquele dono de terras (seu pai atual), sem ter forças para argumentar, reivindicar, defender-se, permaneceu igual quando era a mãe daquela criança com problemas (o seu marido era seu pai atual). Continuou igual no início do século (os mesmos pais de hoje) e continua até hoje ainda igual!

Claro que, aos poucos, ele vem melhorando, encarnação após encarnação, mas muito lentamente... Permanece a falta de rumo, a timidez, a introversão, o medo, a falta de entusiasmo, de motivação, a falta de força. Mas, pelo menos, tendo visto agora o seu passado, não credita mais esse modo de ser à educação rígida da sua infância, não culpa mais seus pais por isso.

Depois dele ter descoberto que tem essas características de personalidade porque as vem trazendo há muito tempo, ele encetou um trabalho interno de melhoria, de aperfeiçoamento, de evolução. Atualmente, voltou a morar em Porto Alegre. Está trabalhando como administrador em uma grande Empresa, com um bom retorno financeiro. Está fazendo cursos de Projeciologia, desenvolvendo o seu animismo e sua mediunidade. Sente-se com muito mais energia e mais disposição. Está mais objetivo, menos sonhador, não tem mais aquelas tristezas "sem causa", mas ainda não é feliz, pois necessita realmente encontrar o que quer fazer, o seu rumo. Ele diz que gostaria de viajar pelo mundo, conhecer lugares, fotografar, viver disso, e eu lhe digo que ele tem apenas uma obrigação: evoluir espiritualmente!

Considerações Finais

Para os critérios da Associação Brasileira de Psicoterapia Reencarnacionista, que criamos e estamos desenvolvendo com os alunos e ex-alunos dos Cursos de Formação, sob orientação do Mundo Espiritual, é importante que as pessoas assimilem a noção da Reencarnação em sua vida diária, pois é diferente o enfoque panorâmico de quem acredita e vive a Reencarnação no seu cotidiano, do enfoque limitado de quem "não acredita" e não pratica isso. Embora a evolução espiritual dependa muito mais do caráter do que da crença, a noção de Reencarnação pode trazer consigo o desejo de viver para a evolução do seu Espírito e a não-crença pode fazer com que a pessoa caia mais facilmente nas ilusões da vida terrena.

A maior parte das pessoas que se submetem à regressão constatam a veracidade da Personalidade Congênita, um dos pilares básicos da nova Psicoterapia Reencarnacionista. E percebem como, frequentemente, nós somos como somos há séculos ou milhares de anos... Mudamos muito pouco com o passar das encarnações. Percebem como somos um tanto incompetentes na evolução espiritual. Os autoritários, os magoados, os tímidos, os medrosos, percebem-se assim há milhares de anos! Os pacientes submetidos às regressões percebem claramente que a nossa maneira de ser, de pensar e de sentir nessa vida é semelhante a nós mesmos nas "vidas" passadas. Ou seja, quem se queixa de ser triste, deprimido e desanimado percebe-se assim em vidas passadas, quem se diz magoado e ressentido percebe que já é assim há séculos, quem é bravo, impaciente e agressivo também se vê dessa maneira anteriormente, quem é autoritário, quem é egoísta, quem é tímido, quem é medroso, quem é inseguro, quem é preguiçoso, etc.

O grande benefício da constatação da manutenção das nossas características básicas de personalidade, positivas e negativas, de uma encarnação para outra, é que deixamos de atribuir a formação da nossa maneira de ser, pensar e sentir exclusivamente às situações de nossa infância, como se tivéssemos nascido um livro em branco, perfeitos, puros e imaculados, até que algo ou alguém nos "estragasse". A Psicologia tradicional, não-reencarnacionista, sem o querer, estimula o binômio vítima-vilão, mas, para quem estuda a Reencarnação, a formatação da infância encontra explicação no passado, ou seja, a nossa infância é a que precisamos ou merecemos ter.

Uma família não é um agrupamento aleatório de pessoas, e sim uma associação de Espíritos, baseada nas leis do Karma. E isso que aflora de nós nessa vida, desde a infância, é justamente o que viemos melhorar nessa atual encarnação. Nós reencarnamos para saber o que ainda temos de imperfeito em nós e os fatos com os quais nos deparamos têm a finalidade de nos mostrar isso. Deus faz com que passemos por fatos e situações, desde a infância e no decorrer da vida que têm uma finalidade: nos mostrar o que ainda temos de imperfeito em nós. Mas quando aflora a mágoa, a raiva, a tristeza, a impaciência, o medo, geralmente tendemos a acreditar que foram os fatos que geraram isso em nós, mas não é assim, nós é que reagimos assim aos fatos. E isso foi o que viemos melhorar em nós nessa encarnação.

Os pais sabem que seus filhos não formam a sua personalidade na infância, cada filho é diferente, desde pequeno já mostra como é, e isso é uma das evidências da veracidade da Reencarnação. E as regressões referendam isso. Claro que a atuação dos pais, situações traumáticas da infância, etc., podem agravar uma mágoa, uma raiva, um medo, etc., que já trazemos conosco. Mas um psicoterapeuta reencarnacionista procura buscar entender por que seu paciente veio para aquele pai, aquela mãe, naquela família, dentro das nossas limitações. O papel do psicoterapeuta reencarnacionista é ajudar a pessoa a colocar a reencarnação na sua vida, não é ser um oraculista, um sabe-tudo, não é arvorar-se a afirmar para o que a pessoa reencarnou, porque precisou passar por aquela infância, fazer afirmações sobre a encarnação do seu paciente, pois por mais que saibamos algo nesse sentido não é nem um por cento do que está escondido e não sabemos...

Uma das tarefas do psicoterapeuta reencarnacionista é ajudar a pessoa em tratamento a fazer uma releitura da sua infância, segundo os princípios reencarnacionistas. Na infância e durante toda a encarnação nós evidenciamos um modo próprio (congênito) de pensar e de sentir, de agir e de reagir. Nós mostramos uma tendência nossa, que é como temos sido nas últimas encarnações, e esse modo de ser não foi criado nas interrelações da infância, e sim evidenciou-se nesses intercâmbios, pois já existia anteriormente em nossa mente e em nossos sentimentos, já estava lá, de antes. Tenho visto pacientes que vêm consultar por uma tristeza, uma raiva, uma timidez, um sentimento de rejeição, etc., e nas regressões percebem-se semelhantes a hoje há 1.000-2.000 anos! E constatam que não têm, realmente, aproveitado suas encarnações, pois vêm para a Terra para melhorar ou eliminar aquela característica, mas não o fazem, pelo contrário, a mantém.

Explicando melhor: uma pessoa que traz, de outras encarnações, uma tendência a reagir com um sentimento de rejeição e abandono, ao passar por situações que fazem isso aflorar, acredita que foram essas situações que criaram esses sentimentos, quando, na realidade, elas apenas fizeram vir à tona o que já estava lá, ou seja, essa pessoa reencarnou para curar uma tendência de sentir-se rejeitado, mas passa sua vida sentindo-se rejeitado. Quem reage com raiva, é porque traz uma tendência de sentir raiva, quem reage com medo, traz uma tendência de sentir medo, e assim por diante.

No caso das Fobias e Transtornos do Pânico, a maioria imensa, é oriunda das encarnações passadas, com eventuais reforços na vida intrauterina ou na atual primeira infância e podem ficar em estado latente durante muitos anos, sem se manifestarem, mas em ocasiões propícias ao seu ressurgimento, vêm à tona e quando tratados apenas com medicamentos químicos, que atuam paliativamente, não têm cura, mas pela Regressão Terapêutica podem ser curados. Os medos de lugares fechados, de multidão, de altura, de água, de fogo, etc., encontram eco em traumas muito antigos, de séculos atrás e a cura pode ser rápida, em duas ou três sessões de regressão, desligando a pessoa daquelas situações traumáticas, fazê-la recordar que aquilo já passou, incentivá-la a contar até o fim do fato, até seu desencarne, até subir para o Mundo Espiritual, até referir estar sentindo-se muito bem. Esse desligamento da situação traumática do passado faz com que ela não sinta mais aquilo que vinha lá do seu Inconsciente.

Também tenho tratado "esquizofrênicos" que, geralmente, estão vivendo duas ou mais encarnações ao mesmo tempo, por isso a dificuldade de nós entendermos seus raciocínios, tenho tratado "paranoicos" que estão vivendo perseguições de vidas passadas, etc. Mas para tratar adequadamente essas pessoas é necessária uma Psicologia e uma Psiquiatria reencarnacionistas, que agora, finalmente, já existem. Algumas pessoas afirmam que não se deve fazer regressão em doentes mentais, mas não concordo, desde que, previamente, um tratamento espiritual de desobsessão seja realizado em um Centro Espírita, antes de iniciarmos o tratamento de regressão. Esses são os que mais precisam, pois, geralmente, estão vivendo muito mais uma vida passada do que a atual em seu Inconsciente e devem ser desligados de lá. Em geral, estão vivendo várias encarnações ao mesmo tempo, por isso necessitam de várias sessões de regressão. Mas repito: antes de iniciar a terapia regressiva devem fazer um tratamento desobsessivo. A Terapia Floral e a Homeopatia oferecem medicamentos maravilhosos para seus pensamentos e sentimentos. A Psiquiatria oficial, com seus medicamentos químicos, que atuam apenas nos neurotransmissores, tende a cronificar esses doentes, embora seja útil, às vezes indispensável, nos casos agudos, emergenciais.

E a Personalidade Congênita? Algumas vezes me perguntam se nada vem dessa vida... Sim, as pequenas tristezas, pequenas mágoas, pequenas raivas, etc., podem ser originadas na atual infância (ou então um resquício desses sentimentos que vêm sendo curado através das sucessivas encarnações) e por isso são sintomas que se mostram de pouca intensidade. Mas os sentimentos negativos fortes não iniciaram nessa encarnação, ou seja, o que é forte vem de antes, o que é fraco é de agora ou vem terminando. Pode-se imaginar, figurativamente, que trazemos vários "copos", mais ou menos cheios, de sentimentos negativos ou características negativas de personalidade. E um "copo" quanto mais cheio vem, tanto menos precisa de um estímulo específico para fazer transbordar o seu conteúdo. Esse conteúdo é justamente o que veio para ser curado e aqui é o local apropriado para isso, pois, devido ao baixo nível consciencial vigente, as situações da vida nesse Plano oportunizam o afloramento das nossas imperfeições.

A Reencarnação não é um "castigo" ou algo imposto por alguém, e sim uma lei natural de atração entre nós e a força da gravidade deste planeta, neste local do Universo. A maneira de nos "libertarmos" dessa atração é elevarmos a nossa frequência, a isso se chama evolução. Esse é o objetivo (e o motivo) de estarmos aqui, mas a maior parte das pessoas não sabe disso. A melhor maneira de termos sucesso nessa meta é desenvolvermos o amor incondicional, atributo do centro energético cardíaco (não o "amor" de barriga, do centro energético umbilical, que é posse e dependência) e nos libertarmos de nós mesmos, vivendo para o bem comum. Colocarmos nosso Ego a serviço do nosso Espírito. Os seres do Plano Astral vivem num Socialismo Espiritual, sem competitividade, e podemos trazer esse "regime político" para cá.

Obviamente situações-limite vivenciadas na infância, como pobreza extrema, abusos repetidos, sexuais ou não, guerras e outras situações extremamente traumatizantes criam graves repercussões psíquicas e para isso não é necessário, claro, um substrato anterior de outras encarnações. Mas, geralmente, essas situações traumáticas têm uma ressonância e uma explicação no passado... Mas mesmo pessoas que passaram em sua infância por situações altamente traumáticas, como fome, abandono, abusos físicos, sexuais, etc., reagem diferentemente a elas, comprovando também a veracidade da Personalidade Congênita. Observamos, no consultório, pessoas que passaram por situações de fome e miséria na sua infância e notamos que uns reagem muito mal a isso, outros não tanto, em outros parece que isso até serviu como estímulo para lutar e vencer. Não é evidente na observação diária que cada pessoa reage a seu modo? Em vez de atribuirmos essas diferenças do modo de reagir a um vago Id, fatores genéticos, etc., devemos pesquisar as encarnações passadas desses pacientes e lá encontraremos a explicação sobre o porquê de cada um reagir diferentemente: a Personalidade Congênita, a base da Psicoterapia Reencarnacionista.

Esses casos que escolhi para compor o livro mostram que a Reencarnação é um fato natural e que a nossa personalidade não se forma na infância, e sim é a mesma das encarnações anteriores, o que é evidente se lembrarmos que apenas trocamos de corpo físico de uma encarnação para outra.

Às vezes me perguntam se as pessoas não podem estar imaginando, inventando, aquilo tudo que veem e me contam nas regressões. Uma pessoa em um processo de expansão da sua Consciência pode estar acessando uma encarnação passada, a memória de um ancestral, o Inconsciente Coletivo, pode estar fantasiando, criando um desejo de algo não realizado, etc., mas acredito que na sua imensa maioria são revivências de encarnações passadas. Quem trabalha ou assiste às sessões de regressão não tem essa dúvida de quem se questiona apenas teoricamente. Quem entende de automóvel é o mecânico, quem entende de eletricidade é o eletricista, quem entende de corpo físico é o médico, quem entende de regressão é o terapeuta de regressão.

Esse questionamento deve-se ao fato de estarmos aqui no Ocidente, onde predominam religiões não-reencarnacionistas. Se estivéssemos no Oriente, onde a Reencarnação faz parte do Consciente Coletivo, esse questionamento não existiria. Os críticos e os céticos deveriam assistir a essas sessões e quem sabe submeter-se a elas, a fim de revisarem os seus pré-conceitos, baseados no medo do novo, na leitura superficial ou na ignorância sobre o assunto.

E também me dizem, ironicamente, que "todo mundo foi rei ou rainha...". Nessas milhares de regressões que já realizei até esse ano de 2011, cerca de 9.000 pessoas regredidas, apenas duas ou três vezes escutei alguém me dizer que era um rei, uma rainha ou umaprincesa. Na imensa maioria das vezes, escuto descrições de vidas muito simples, pessoas comuns com problemas comuns, o que é a realidade da maioria das pessoas. Eventualmente aparecem relatos de grandes fatos ou feitos, mas não é o habitual, aliás, é raríssimo.

Muitas vezes me perguntam como diferenciar um relato verdadeiro de um fantasioso e isso não é difícil: basta perceber a intensidade da descrição, a coerência do relato e se persiste ou não após algum tempo. Geralmente, as fantasias revelam-se por si só, pois são absurdos evidentes e comumente esgotam-se sozinhas após um breve tempo de relato. Mas, terapeuticamente falando, mesmo que tudo aquilo que a pessoa vê e relata sejam fantasias, estão dentro dela, em seu Inconsciente, e é então, um bom material para análise e tratamento. Mas, na minha opinião, em sua imensa maioria, os relatos são verdadeiros. Quem mais questiona a terapia de regressão são os profissionais de saúde mental que ignoram completamente o assunto. Poderiam fazer como eu que também já fui ignorante nessa matéria, mas realizei um curso de formação, estudei bastante, pesquisei bastante, trabalho nisso há anos e hoje sou especialista.

Agradeço às pessoas que permitiram fossem publicadas as suas regressões, mesmo correndo o risco de serem identificados por algum parente ou amigo. Muitos deles descobriram para que reencarnaram, qual a finalidade de estar de volta a este Plano. Viram seus padrões negativos repetitivos, ampliaram enormemente seu autoconhecimento, encetando assim um processo bem maior de evolução, crescimento e responsabilidade encarnatória da sua atual persona em relação a sua Essência, bem mais profundo e adulto do que antes.

Mas, mesmo sem regressão, todos nós podemos saber para o que reencarnamos: basta detectarmos as nossas inferioridades e imperfeições e aí está o que precisa ser melhorado em nós, nunca culpando outras pessoas ou situações da vida por essas características nossas. E sempre lembrando que nossa infância é preparada pelo Universo, baseado nas leis do merecimento, da finalidade, do retorno, o que vai acontecendo durante a vida também. Quem planta espinhos, colhe espinhos; quem planta flores, colhe flores.

Raras pessoas reencarnam apenas com um objetivo coletivo, de ajuda à evolução da humanidade, esses são os Mestres. A maioria de nós retorna para cá principalmente para um trabalho individual de autoevolução, de aprimoramento e de purificação, mas claro, também para colaborar na evolução coletiva.

Quem mais aprendeu com as regressões, sem dúvida, fui eu mesmo, e são esses ensinamentos que venho passando nos livros que escrevo. Não é possível participar dessas "aventuras" e sair o mesmo. Claro que já tinha anos e anos de trabalho espiritual, de muita leitura e estudo, mas assistir, escutar e perceber todos esses relatos e experiências não é o mesmo que ler sobre isso nos livros ou ouvir falar.

Quero alcançar meu objetivo pré-reencarnatório de correção dos meus defeitos e imperfeições e dedicar essa encarnação, com força e ideal, para ajudar à humanidade em seu processo de evolução consciencial. Minha meta é me colocar a serviço de todos que puder atingir. Procuro praticar a auto-observação no dia a dia para não me desviar do Caminho e detectar, a todo instante, as manifestações das minhas características negativas, congênitas, que ainda tenho e voltei para melhorar. Entendo melhor agora o "Orai e Vigiai!", pois percebo que orar é conectar-se a Deus e vigiar é auto-observar-se para detectar quando estamos agindo contrariamente a Sua Vontade.

Para mim, essa encarnação transformou-se em uma grande sala de aula e cada dia, cada momento, é a hora certa de aprender e de trabalhar, estudar e me libertar. Agora entendo melhor a máxima franciscana: "É dando que se recebe!" e as sábias palavras de Jesus: "Ama a Deus sobre todas as coisas e ao próximo como a ti mesmo!". Devemos dar sem esperar retorno, apenas pela alegria da doação, ir aos poucos, aprendendo a amar, como Jesus vem nos ensinando. Por enquanto, o "amor" vigente em nosso planeta é antifranciscano: "É recebendo que se dá!".

Todos os nossos pensamentos, sentimentos, palavras e ações afetam o equilíbrio da Energia Universal e pela lei natural de ação e reação, nós recebemos de volta a repercussão proporcional. Isso não é castigo, e sim uma lei universal, e ocorre durante a encarnação, nos períodos interencarnações e de uma encarnação para outra.

Descobri que nada é mais importante do que amar a si mesmo de uma maneira pura, não egoica, e sim transcendente, e encantar-se consigo mesmo por perceber-se a cada dia mais e mais liberto de si mesmo e das ilusões. E entender e amar essa encarnação, com tudo que lhe diz respeito, e amar os outros, como Jesus nos ensinou: não fazer aos outros o que não queremos que nos façam, tratar os outros como queremos ser tratados. Nada é mais importante do que aproveitarmos essa nova passagem terrena para nos curarmos e nos libertarmos das inferioridades que ainda trazemos nos nossos pensamentos e sentimentos e que nos prendem à gravidade terrestre. Estamos aqui para um trabalho de "faxina" pessoal, um trabalho de leveza, de limpeza, de purificação.

Devemos ficar atentos à oportunidade que estamos tendo, atualmente, de poder ter acesso a essas antigas verdades, que foram sufocadas durante muito tempo por interesses "religiosos" escusos, que ainda continuam, e encetarmos um trabalho adulto, sério e profundo de cura das nossas imperfeições. Espero que esse livro ajude as pessoas a descobrirem que seus rótulos são apenas das suas "cascas" atuais e que estão aqui apenas de passagem, em consciência, e aqui não é o lugar de ninguém, que nada é de ninguém, nem a terra, nem o dinheiro, nem as pessoas, nem as águas, nem as árvores, nem os pássaros, nada é permanente, tudo é temporário.

Estamos presos em um Plano "inferior", constituído do planeta Terra e o Plano Astral correspondente, e precisamos nos libertar de nossas próprias inferioridades e da ilusão de acreditarmos ser a nossa persona e os seus rótulos.

A grande lição do ser humano é curar a causa primária das doenças: o egocentrismo, que é originado pela visão equivocada da separatividade. E essa cura passa pela libertação das ilusões da personalidade aparente e o endereçamento de nossa energia, nossa vontade e nossa capacidade de trabalho para os outros e para toda a humanidade. O autocentramento é o grande mal causador de todas as doenças mentais e emocionais e suas repercussões físicas (câncer, reumatismo, AIDS, etc.). O doente, frequentemente, é um autocentrado que vive em torno dos seus pensamentos e seus sentimentos, dos seus feitos, dos seus problemas, dos seus sofrimentos, dos seus dramas, etc. e o psicoterapeuta deve mostrar-lhe isso. A separatividade é a grande causa da doença do Homem e a vivência da Unicidade é a sua cura. O Amor é o melhor remédio.

Não somos de nenhum país, nem de uma certa raça, de uma cor de pele, uma identidade sexual, etc., não existe internamente nada a nos separar, e nas regressões descobrimos que já vivemos em vários países, tivemos várias cores de pele, diferentes identidades sexuais, etc. São apenas ilusões dos nossos cinco sentidos, precários e limitados, que só captam a realidade física. São ilusões da encarnação e, quando desencarnados, quando nossa Consciência vivencia um Plano Superior, percebemo-nos todos semelhantes, todos irmãos, todos frutos da Consciência Universal, da Inteligência Cósmica, da Unidade Eterna da qual fazemos parte, como pequenas frações, fagulhas em viagem, em busca de evolução, querendo retornar ao Todo, à Perfeição, à Origem, ao Início, a Deus.

O Caminho é a libertação da sensação ilusória de individualidade, da visão analítica da separatividade e o Plano Terrestre é uma excelente escola para isso, pois é onde isso ainda existe e cada encarnação é, então, mais uma oportunidade de crescimento. O nosso grau de evolução é compatível com este planeta, por isso ainda vivenciamos esse Plano e para nos libertarmos dele precisamos fazer "faxinas" internas num trabalho de crescimento, de limpeza, de purificação. A finalidade é, com o progresso evolutivo, algum dia não mais precisarmos reencarnar, alcançando a purificação.

Muitos querem saber qual a sua Missão, para que reencarnaram, por que estão aqui. Isso é fácil de saber: basta percebermos três ou quatro características negativas nossas, sejam quais forem, desde egoísmo, agressividade, vaidade, ganância, arrogância, impaciência, autoritarismo, etc., até medo, timidez, falta de confiança, tristeza, mágoa, abandono, rejeição, etc. e saberemos o que viemos melhorar ou curar em nós! Pois se é assim que reagimos aos eventos dessa encarnação, na nossa infância e no decorrer da "vida", evidentemente isso é nosso, já trouxemos esse modo de ser conosco, dentro de nós, ao encarnarmos.

E então é o que viemos melhorar agora, é o que precisamos alcançar desta vez, pois ainda não o conseguimos até agora ou então já havíamos conseguido, mas decaímos. Qualquer concepção de Reencarnação ligada a culpa e castigo é errônea, a evolução só pode ser alcançada pela alegria, pela autorrealização pessoal e pelo endereçamento de si aos outros. O Espírito aprende com o sofrimento, mas só evolui com a felicidade.

A finalidade de cada encarnação é a continuação da busca da Purificação, é elevar nossa frequência, é trilhar o Caminho rumo à Perfeição, e as "pedras" nesse caminho, o que atrapalha a obtenção dessa conquista, são justamente as nossas inferioridades e imperfeições que baixam a nossa frequência. Para seguirmos vitoriosamente por esse caminho, precisamos nos libertar dessas "pedras" e não nos corrigirmos é perda de tempo, mas a maioria de nós não está atenta a isso e vai vivendo a sua vida de uma maneira irresponsável, infantil, do ponto de vista evolutivo. As dificuldades são enviadas por Deus para nos ajudar a crescermos. Podemos evoluir pelo amor ou pela dor; a maioria de nós só evolui na adversidade.

E, após desencarnarmos, continuamos nossa evolução no Plano Astral, teoricamente, até reencarnarmos novamente, pois o trabalho que nos possibilitará libertarmo-nos definitivamente tem que ser feito aqui, quando a nossa Consciência encontra-se em um corpo físico. Só assim poderemos, um dia, nos tornar mais leves, mais fluidos e prosseguirmos o nosso Caminho para cima, até a religação final.

As regressões às encarnações passadas nos mostram claramente como somos rótulos ilusórios e como a nossa personalidade, enquanto nome, rosto, corpo físico, etc., é uma fantasia, pois descobrimos que já "fomos" várias personas antes, com outros nomes, rostos e corpos físicos, e seremos outras ainda, até o dia em que nos purificarmos suficientemente e não mais necessitarmos vivenciar, em Consciência, esse Plano Terreno. Mas isso só acontecerá quando abrirmos o nosso coração e amarmos realmente uns aos outros. Para isso precisamos nos curar da separatividade e descobrirmos que somos Um só!

Na minha maneira de ver, o principal a tratar em um doente é o seu esquecimento de que é um Espírito de passagem pela Terra. A Psicoterapia Reencarnacionista, a fusão da Reencarnação com a Psicologia, existe para tratar as pessoas como Espíritos encarnados.

Desejo uma feliz encarnação a todos nós. Que Deus nos ajude a aproveitarmos essa curta passagem.

IMPRESSÃO:

PALLOTTI
GRÁFICA

Santa Maria - RS | Fone: (55) 3220.4500
www.graficapallotti.com.br